PRÉCIS

SUR

LE REDRESSEMENT DES DENTS,

OU

EXPOSÉ

DES MOYENS RATIONNELS DE PRÉVENIR ET DE CORRIGER

LES DÉVIATIONS DES DENTS.

PARIS. — IMPRIMERIE ET FONDERIE DE RIGNOUX,
rue des Francs-Bourgeois-Saint-Michel, 8.

PRÉCIS

SUR

LE REDRESSEMENT DES DENTS,

OU

EXPOSÉ

DES MOYENS RATIONNELS DE PRÉVENIR ET DE CORRIGER

LES DÉVIATIONS DES DENTS;

SUIVI DE QUELQUES RÉFLEXIONS

SUR LES OBTURATEURS DU PALAIS.

Par J. M. A. SCHANGE,

MÉDECIN DENTISTE,

MEMBRE DE PLUSIEURS SOCIÉTÉS SAVANTES.

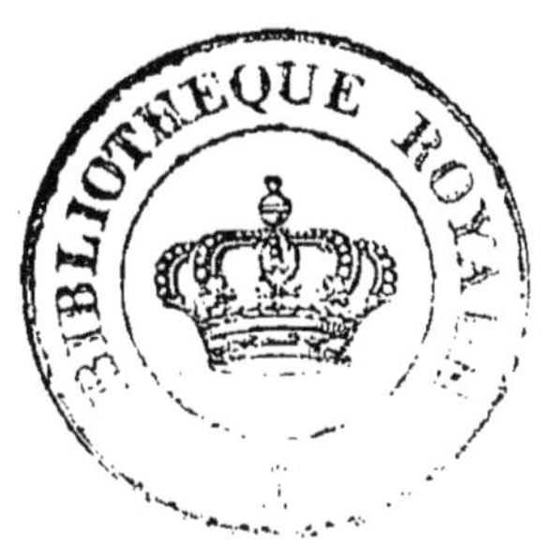

PARIS.

BÉCHET Jne ET LABÉ, LIBRAIRES

DE LA FACULTÉ DE MÉDECINE, PLACE DE L'ÉCOLE-DE-MÉDECINE, 4,

L'AUTEUR, PLACE DE L'HOTEL-DE-VILLE, 35.

1841

PRÉCIS

SUR

LE REDRESSEMENT DES DENTS,

OU

EXPOSÉ

DES MOYENS RATIONNELS DE PRÉVENIR ET DE CORRIGER

LES DÉVIATIONS DES DENTS.

INTRODUCTION.

C'est un fait évident et tout à fait incontestable, que jamais les avantages d'une bouche intacte ou d'une denture régulière n'ont été plus appréciés qu'aujourd'hui, et que jamais l'utilité des précautions ou des soins sur lesquels repose la conservation de ces avantages n'a été plus généralement reconnue.

Ce progrès est-il le résultat unique d'une connaissance plus approfondie des lois générales de la santé, ou bien dépend-il, soit de l'amour-propre

1

bien naturel qui nous pousse sans cesse à cacher les ravages que nous ont fait subir l'âge ou la maladie, soit de l'influence que la parole exerce de plus en plus sur le perfectionnement de notre civilisation ? C'est une question dont l'étude peut offrir quelque intérêt, mais dont nous abandonnons volontiers la solution aux observateurs moralistes. Tout ce que nous pouvons affirmer, sans sortir de notre sphère, c'est qu'à aucune époque les dentistes n'avaient fait plus d'efforts qu'aujourd'hui, non-seulement pour perfectionner leur art, mais encore pour en rendre les ressources accessibles à toutes les classes de la société.

Un grand nombre d'entre eux, en écrivant, se sont malheureusement fait la plus complète illusion sur les moyens d'arriver à ce but : les uns, parce qu'ils ont cherché à l'atteindre, en approfondissant uniquement des points de physiologie ou de médecine dentaires, qui les ont nécessairement conduits à sacrifier tout à la théorie ; les autres, parce qu'ils ont cru pouvoir initier leurs élèves aux combinaisons si difficiles de la pratique, par l'exposé sommaire de principes généraux, au milieu desquels les objets de mécanique sont étudiés et présentés plutôt sous le point de vue de leur confection intrinsèque, que sous le rapport des parties vivantes avec lesquelles ils doivent se trouver en contact. De là, deux classes essentiellement distinctes de dentistes : les premiers, qui croiraient déroger en s'occupant d'autre chose que du traitement des maladies de la bouche , et du simple ajustement des pièces de prothèse ; les seconds, qui pensent devoir se borner exclusivement à la fabrication de ces pièces.

L'expérience, ce grand maître en toutes choses, ne prouve-t-elle pas, cependant, que notre art n'est jamais cultivé avec un résultat plus positif, et, partant, avec plus de succès, que par le dentiste qui se place entre les deux positions extrêmes que je viens de signaler ; c'est-à-dire par le dentiste qui s'est mis dans la possibilité tout à la fois de juger la nature et l'importance d'une maladie de la bouche, mais plus particulièrement des dents , de calculer le genre spécial de traitement qu'elle exige, de déterminer l'espèce précise de pièces que les suites de la maladie ont pu nécessiter , d'exécuter lui-même ces pièces conformément au but qu'elles doivent atteindre, enfin, de les placer dans des conditions appropriées en même temps à leur conservation , et au bien des parties avec lesquelles elles sont destinées à se trouver en rapport.

« Car , dit avec raison M. Marjolin, on n'est « pas dentiste pour reconnaître l'altération la plus « évidente d'une dent , et pour faire sur elle les opé- « rations les plus simples, et les plus grossières ma- « nœuvres : il faut, à la connaissance précise de l'a- « natomie de la bouche, réunir des notions générales « d'anatomie et de physiologie, de médecine, d'hy- « giène et de mécanique, et de plus encore, celles « d'un grand nombre d'opérations d'orfévrerie. »

(*Diction. de méd.*, t. 6.) A l'égard de ces dernières, Laforgue prouve même que « pour être sûr de son «travail, le dentiste doit le faire lui-même, et que, «pour y parvenir avec succès, il doit connaître «parfaitement les matières qu'il faut employer, les «outils les plus convenables, etc. » (*Théorie et pratique de l'art du dentiste.*)

C'est particulièrement dans les cas si fréquents où le dentiste est appelé à corriger quelques vices de conformation du système dentaire, que cette union intime des connaissances médicales et mécaniques, et une somme égale des unes et des autres, sont indispensables; car si, sans les premières, il lui est impossible d'apprécier convenablement les forces vivantes contre lesquelles il a à lutter, sans les secondes aussi, il ne peut calculer la valeur des puissances mortes qu'il doit opposer à ces forces pour les vaincre, les atténuer, en un mot, modifier leur action. Telle dent, par exemple, peut être aisément ramenée dans la direction qu'elle doit occuper, par des tractions exercées sur elle au moyen d'un simple fil, tandis que telle autre dent de même espèce, et dans des conditions absolument semblables en apparence, résistera complétement, ou ne pourra céder qu'à l'action d'un appareil plus puissant et plus compliqué. De même aussi, une fois que la puissance à employer sera déterminée dans son ensemble, et même arrêtée dans ses détails, il restera encore à décider si elle doit s'appuyer ici plutôt que là ; car ce qui assure le succès dans un cas peut tout à fait le compromettre dans un autre.

Si cette vérité avait été bien sentie de tous les dentistes, les moyens propres à redresser les dents ne seraient pas restés si longtemps arriérés du point d'avancement auquel sont parvenues toutes les autres branches de notre art. Lisez, en effet, dans cette multitude d'ouvrages qu'ont vus éclore les vingt années qui viennent de s'écouler, tout ce qui est consacré à cette partie, et vous n'y trouverez que des idées générales, encore très-succinctes et vaguement exprimées, mais aucun précepte fixe, et duquel puisse rigoureusement découler la marche à suivre, même dans les cas les plus simples et les plus habituels.

Quels avantages, par exemple, un élève peut-il retirer des conseils donnés par Maury, dans son *Traité de l'art du dentiste*, aux deux faibles chapitres consacrés à l'arrangement des dents, et aux moyens de redresser celles qui ont pris une mauvaise direction? Aucun; car, excepté ces trois recommandations, presque triviales, tant elles sont simples et faciles à prévoir, puisque le bon sens seul les indique : 1° de *ne jamais sacrifier une moyenne ou une petite incisive pour permettre à leurs voisines de se placer convenablement;* 2° *de bien se garder d'attacher la deuxième petite molaire seulement à la canine, parce que celle-ci, ayant une racine plus forte que l'autre, l'entraînerait vers elle;* 3° *enfin, de chercher à remédier aux irrégularités des dents par tous les moyens possibles, et de ne recourir qu'aux moyens propres à agir d'une ma- .Jière lente et continue, sans occasionner de douleurs :* excepté, dis-je, ces trois recommandations, on ne trouve dans cet ouvrage que quelques exemples, pris dans les cas les plus simples ; et dont le praticien le moins intelligent ou le moins expérimenté se tirerait toujours avec honneur; mais il n'y est rien ou presque rien dit de ces cas compliqués pour lesquels on ne craint plus aujourd'hui de réclamer notre ministère, et pour lesquels aussi l'esprit même le plus pénétrant a besoin d'être dirigé par des principes sûrs et des règles bien arrêtées.

On peut compter pour bien peu de chose aussi les articles que quelques praticiens ont fait insérer, en ces derniers temps, sur le redressement des dents, dans plusieurs feuilles périodiques. Tout homme tant soit peu compétent qui lira attentivement ces articles, et voudra se rendre un compte exact des moyens proposés, reconnaîtra aisément qu'ils ont été dictés bien plus par l'envie de fixer l'attention publique sur leurs auteurs, que pour faire connaître les véritables procédés et en répandre l'emploi. C'est cette lacune que je vais essayer de remplir par la publication de ce travail. Quinze années d'expérience, soit dans ma pratique particulière, soit en collaboration d'un des premiers dentistes de Paris, m'en ont rendu la tâche facile : d'abord, en me mettant à même de bien me pénétrer des moyens déjà connus; ensuite en me fournissant l'occasion d'en imaginer de nouveaux, et de les soumettre tous au contrôle rigoureux d'essais propres à ne laisser aucun doute sur leur efficacité.

Quelques confrères trouveront peut-être que cet opuscule, écrit d'une manière assez claire, et en termes assez précis, pour qu'il puisse être lu et compris de tout le monde, peut, en portant les personnes étrangères à la médecine à faire elles-mêmes l'emploi des moyens que j'indique, devenir la cause de nombreux accidents. Ce reproche serait mal fondé ; car, quelque claire que puisse être une description , le lecteur sentira toujours la différence immense qui existe entre comprendre et exécuter. Je n'ai eu d'autre but en tout cela , et les confrères de bonne foi m'en sauront gré, je pense, que de convaincre tout le monde de l'efficacité de notre art, et de contribuer un peu , pour ma part , à détruire l'opinion défavorable qu'en ont donnée l'impéritie et les promesses si souvent trompeuses de quelques empiriques.

Peut-être, en ne consultant que mon intérêt personnel , devais-je m'abstenir des indications précises dans lesquelles je vais entrer , et me contenter , comme l'ont fait bien d'autres, de publier tout simplement les observations de sujets sur lesquels j'ai appliqué avec succès mes appareils de redressement. Mais une semblable manière d'agir, quoique fort usitée aujourd'hui, me paraît peu conforme à la dignité de notre profession, et n'est propre qu'à entretenir les préjugés défavorables, qui, entourant encore si souvent son exercice, éloignent de nous les personnes mêmes les plus intéressées à ses progrès, et les plus disposées à venir réclamer ses secours. Si le mystère est bon à quelque chose, ce ne peut être assurément dans les cas où, avant tout, il faut convaincre ; et nous sommes dans un moment où la conviction s'établit sur des faits, et non sur des paroles.

Afin de mettre dans ce travail l'ordre indispensable à l'entière intelligence des principes que je pose, et à la parfaite appréciation des faits d'où ces mêmes principes découlent, j'ai divisé cet opuscule en DEUX parties.

La première est uniquement consacrée aux moyens de prévenir les vices de position et de conformation dont les dents, en particulier, et les arcades alvéolaires, en général, peuvent être le siége. La seconde comprend l'ensemble de tous les moyens de corriger complétement, ou d'amender ces vices.

Je subdivise la PREMIÈRE partie en deux chapitres, dont l'un est destiné à donner un aperçu sommaire des divers temps de l'éruption des dents, et de ses principales anomalies. J'y rectifie certaines erreurs qui, en se perpétuant, ont empêché de bien connaître les raisons de la si grande fréquence du mauvais arrangement des dents ; l'autre chapitre est consacré uniquement à l'exposé des soins et des précautions qui peuvent assurer la régularité de la seconde dentition. Quant aux vices de conformation que présente quelquefois la première dentition, comme ils doivent être de courte durée, nous nous en occuperons peu.

La SECONDE partie est subdivisée en trois chapitres. Le premier contient l'exposé et l'appréciation des moyens mécaniques employés pour le redressement des dents, et que je distingue en *attracteurs*, en *compresseurs*, et en *réacteurs*. Le deuxième indique l'application de ces moyens au redressement des dents. Dans le troisième, j'examine ces déformations des arcades alvéolaires, qui donnent souvent un si étrange aspect à la physionomie, et les moyens à l'aide desquels on peut les rectifier.

J'ai cru devoir faire suivre ce précis de quelques considérations sur les obturateurs, à l'égard desquels plusieurs cas, qui se sont présentés à mon observation, m'ont fourni l'occasion de faire des remarques que les praticiens ne jugeront peut-être pas dépourvues d'intérêt.

Le grand nombre d'observations que je possède sur le redressement des dents m'a mis à même de pouvoir toujours citer un ou plusieurs cas à l'appui de chaque proposition; et pour rendre, d'un côté, les exemples plus saillants, et d'un autre, les principes plus faciles à comprendre, et plus aisés à conserver dans la mémoire, j'ai fait dessi-

ner au trait les exemples les plus remarquables :
on les trouvera à la fin du volume, avec les nu-
méros d'ordre correspondants à ceux indiqués dans
le texte.

Telle est la tâche que je me suis imposée. Puis-
sé-je la remplir d'une manière convenable , et savoir que sa réalisation a produit quelque bien.

PREMIÈRE PARTIE.

MOYENS DE PRÉVENIR LES VICES DE CONFORMATION
DU SYSTÈME DENTAIRE.

CHAPITRE PREMIER.

Aperçu des divers temps de l'éruption des dents, de
ses principales anomalies, et de l'influence qu'elle
exerce sur la forme des os maxillaires et sur l'aspect de la face.

L'éruption des dents est un des phénomènes
naturels les plus compliqués, et, par cela
même, il est quelquefois très-pénible. Il faudrait mettre le plus grand soin à écarter les
obstacles qui peuvent en troubler la marche,
afin d'éviter ces vices de conformation de la
bouche en général, et du système dentaire en
particulier, que l'on remarque chez un grand
nombre de personnes. Cette fonction est malheureusement tout à la fois celle à l'égard de
laquelle la nature fait le plus d'écarts, et celle
dont on surveille le moins l'exécution. De là ,

la difficulté de rencontrer une denture entièrement régulière; de là encore la nécessité
d'opérations souvent indispensables pour faire
disparaître la gêne causée par le mauvais arrangement des dents, ou pour corriger l'aspect désagréable que présente la physionomie.

L'ordre dans lequel se fait la sortie des dents,
son mécanisme, ses nombreuses anomalies,
sont donc trois points qui, pour être généralement connus des dentistes dans leur expression générale, ont besoin d'être constamment
présents à la mémoire de celui qui veut connaître, dans leurs plus petits détails, les
moyens de prévenir les irrégularités de la denture, et apprécier sainement les procédés mécaniques en vertu desquels ces irrégularités
peuvent être corrigées. Examinons-les successivement, mais moins sous le point de vue
physiologique, que sous le rapport des indications qu'ils peuvent fournir pour le choix des
moyens de redressement, à l'exposé desquels
est spécialement consacré ce travail.

§ I.

Époques de l'éruption des dents.

Première dentition.

On trouvera peut-être que j'aurais dû faire précéder ce paragraphe par celui de l'odontogénie. J'ai eu un moment la pensée d'employer quelques lignes à la description des germes des dents, aussi bien chez le fœtus que chez l'enfant; mais j'ai fait réflexion que ce serait fatiguer le lecteur de choses entièrement inutiles au sujet que je traite, et qui ne serviraient qu'à montrer que l'auteur a voulu faire preuve de connaissances anatomiques. Sans doute, l'arrangement et la formation des germes à l'intérieur des os maxillaires doivent influer beaucoup sur le mode d'évolution des dents; mais comme ces phénomènes ne sont jamais appréciables dans la pratique, et que, le fussent-ils même, les moyens thérapeutiques ne pourraient pénétrer jusque-là, je renonce volontiers à des descriptions purement scientifiques, sans intérêt pratique, et que l'on pourra, au reste, trouver dans les ouvrages de Bichat et de Béclard, et dans la thèse brillante de M. Blandin.

Les auteurs qui ont écrit sur les dents sont assez peu d'accord sur l'époque à laquelle ces ostéides apparaissent aux mâchoires qu'ils sont destinés à garnir. Chacun semble avoir voulu à cet égard différer un peu de celui qui a écrit avant lui, ou, ce qui est plus probable, chaque écrivain a donné comme un fait général le résultat de ses propres observations.

Fauchard, que nous regardons tous avec raison comme le père de la chirurgie dentaire, dit que les dents viennent quelquefois à quatre mois, mais, pour l'ordinaire, à six, sept ou huit. Fox restreint un peu cet espace, qu'il renferme entre le sixième et le huitième mois. M. Duval prétend (*le Dentiste de la jeunesse*, pag. 26) que la fin de la première année est l'époque la plus ordinaire où les dents commencent à paraître. Maury dit que l'évolution des dents se fait ordinairement du cinquième au dixième mois. Enfin M. Toirac, dans sa thèse inaugurale, se contente de déclarer que rien n'est plus variable que l'époque de l'odontocie.

Si, dans l'incertitude où nous laissent les

dentistes sur l'époque précise de la sortie des premières dents, nous consultons les hommes qui se sont rendus le plus remarquables par leurs connaissances générales dans l'art de guérir, ou par leurs travaux anatomiques, nous trouvons qu'Ambroise Paré la place au plus tôt vers le septième mois; Sabatier, du septième au quatorzième; Bichat, du sixième au septième; et Béclard, entre le sixième et le douzième; ce dernier, toutefois, fait observer que certains sujets viennent au monde avec des dents sorties, tandis que d'autres atteignent trois ans, et même davantage, avant qu'une seule dent se soit fait jour.

De ces dissidences, et des exemples bien connus de Louis XIV et de Mirabeau naissant, le second, avec une dent, et le premier avec deux, nous pourrons conclure, avec M. Toirac, que rien n'est plus variable que le moment où apparaissent les premières dents, mais que, dans le plus grand nombre des cas, leur évolution commence du septième au huitième mois.

Un point à l'égard duquel cependant il ne peut s'élever aucun doute, c'est que le plus habituellement, pour ne pas dire toujours, ce sont les incisives centrales de la mâchoire inférieure qui paraissent les premières ; les deux semblables d'en haut les suivent immédiatement ; puis viennent les incisives latérales d'en bas, et aussitôt après percent celles d'en haut.

On a cru longtemps que les dents qui suivaient les incisives étaient les canines. Dionis, Sabatier, Bichat lui-même, ont tour à tour répété cette erreur, et la plupart des auteurs modernes, même les plus élémentaires, s'en rapportant en cela, comme en bien d'autres choses, au dire de leurs devanciers plutôt qu'à un examen attentif du fait, professent encore aujourd'hui cette opinion. C'est ainsi que Maury dit que les quatre canines percent du quatorzième au vingt-troisième mois, et les quatre premières molaires, du vingtième au trente et unième, et que M. Taveau (*Hygiène de la bouche*) place l'éruption des canines dans la première époque de la dentition, immédiatement après les incisives. M. Duval avait cependant depuis longtemps soutenu qu'après les incisives supérieures paraissent les canines, mais *plus souvent* les molaires ; et Fox, prenant la règle pour l'exception, avait reconnu que les cuspides, quelquefois, se faisaient jour plus tard que les molaires.

Il est vraiment extraordinaire qu'une erreur aussi grossière, que l'observation de chaque jour aurait dû détruire, se soit aussi long-temps propagée, et peut-être sans M. Serres subsisterait-elle encore. Dès 1817, ce savant anatomiste prouva (*Nouvelle théorie de la dentition*) que non-seulement la première petite molaire était remplacée avant la canine, mais encore que, dans l'ordre naturel, cette dernière paraissait plus tard au bord alvéolaire, de même que, dans le fœtus, son germe se montrait aussi moins promptement. Quel a pu être en cela le but de la nature? C'est ce que personne n'a encore cherché à savoir. Quoi qu'il en soit, le fait par lui-même n'en est pas moins très-important à noter, parce qu'il explique pourquoi l'éruption des canines est souvent pénible, et pourquoi ces dents dévient si fréquemment de la place qu'elles devraient occuper, et dont une portion est souvent envahie par les incisives latérales et les premières petites molaires, entre lesquelles elle se trouve située.

Les deuxièmes petites molaires achèvent, lors de leur apparition, le travail de la première dentition, et c'est rarement avant la fin de la seconde année qu'elles se montrent aux mâchoires.

Deuxième dentition.

A quel âge la première grosse molaire, en sortant de son alvéole immédiatement derrière la deuxième molaire infantile, ouvre-t-elle la voie de la seconde dentition? Même incertitude. Les auteurs sont loin d'être d'accord sur le moment précis où s'effectue cette évolution. Suivant les uns, ce serait vers six ou sept ans qu'elle se ferait remarquer, et suivant les autres, parmi lesquels nous voyons Bichat, Béclard et M. Blandin, ce serait, dans le plus grand nombre des cas, entre quatre et cinq ans. Si nous nous en rapportons à notre expérience personnelle, nous penserons, avec M. Delabarre, que ce nouveau travail commence entre cinq et six ans.

Arrivé à l'âge d'environ six ans, et après que

les quatre premières grosses molaires se sont
fait jour, l'enfant commence à perdre les dents
de lait, dont la chute se fait dans le même
ordre qu'elles ont poussé. Elles sont immédiatement remplacées par les dents permanentes
qui leur correspondent. Ainsi, depuis l'époque
que nous venons d'indiquer, jusqu'à l'âge de
dix, onze, douze, et même quatorze ans, on voit
successivement paraître les incisives centrales,
puis les latérales, les premières bicuspidées,
les canines, les deuxièmes bicuspidées, les secondes grosses molaires ; et, dans tout le cours
de ce travail, la mâchoire inférieure se garnit,
comme à la première dentition, avant la supérieure. Il est de remarque qu'il se fait toujours un temps de repos entre l'évolution des
incisives et celle des premières petites molaires, qui ne s'observent jamais avant neuf
ans, et souvent ne poussent que beaucoup
plus tard. Les secondes grosses molaires sor-
tent de leurs alvéoles ordinairement entre onze
et douze ans ; mais il n'est pas extraordinaire
de rencontrer des sujets de quatorze ans, chez
lesquels elles ne se sont pas encore développées. Enfin, ce n'est jamais avant dix-huit ans

que se fait l'évolution de la troisième grosse
molaire, ou dent de sagesse. Souvent on les
voit percer à trente ou quarante ans. J'ai vu
une dame de soixante ans fort incommodée
par la pousse de ces dents ; et il est des sujets
qui les gardent toute leur vie cachées dans
leurs alvéoles.

La marche que nous venons d'indiquer,
pour être la plus ordinaire, n'est cependant
pas exempte d'exceptions. Il n'est pas rare, dit
M. Delabarre, de voir les cunéiformes latérales
précéder les centrales, celles de la mâchoire
supérieure se faire jour avant celles de l'inférieure, et les bicuspidées apparaître après les
conoïdes, ou en même temps qu'elles. Ces irrégularités dans la succession des phénomènes
de la seconde dentition sont ordinairement
de peu d'importance ; mais il est des circonstances qui peuvent amener de graves modifications dans l'accomplissement de ce travail
de la nature, et imprimer au système dentaire des caractères assez curieux.

Ainsi, l'on a vu des individus chez lesquels
les dents primitives, ou dents de lait, ne se
sont pas renouvelées, et sont devenues per-

manentes. Il n'est pas rare non plus d'observer des cas d'issue de dents secondaires sans
la chute des dents primitives ; et ce vice de
conformation , comme le précédent , peut porter sur une partie plus ou moins étendue de la
mâchoire. Certains individus ont une disposition particulière à présenter ces sur-dents.

Troisième dentition.

Peut-on croire à la possibilité d'une troisième dentition ?

Bien qu'on en trouve plusieurs exemples
rapportés par des auteurs dignes de foi , on
ne peut cependant disconvenir que la plupart
des faits en ce genre , dont l'authenticité ne
peut être contestée , se rapportent à des dentitions extrêmement incomplètes, et le plus
souvent même au renouvellement isolé d'une
ou de plusieurs dents. Ce renouvellement ,
loin d'être un bienfait de la nature , est, au
contraire, un inconvénient quand il a lieu
chez un vieillard qui a perdu toutes ses dents ;
car, isolées le plus souvent sur les arcades dentaires, et manquant de points d'appui , ces
nouvelles dents irritent et ulcèrent les genci-

ves, et doivent nécessairement mettre la personne qui les porte dans l'obligation d'en faire pratiquer l'évulsion.

§ II.

Des changements que la dentition imprime à la face et au bord alvéolaire.

Quand on examine l'aspect de la face chez un fœtus, on trouve que les parties molles qui la constituent sont flasques, et font en quelque sorte hernie en dehors, à cause de l'excès de longueur qu'elles présentent, et qu'elles tiennent en réserve pour le moment où les dents sortiront de leurs alvéoles. Cet état des joues persiste jusqu'au moment où commence l'éruption des dents de la première dentition; et si avant cette époque la physionomie n'a plus les mêmes caractères, si même elle a revêtu cette expression angélique qui caractérise si bien la figure des jeunes enfants dans le cours de leur première année, ce n'est pas encore le résultat de l'accroissement des dents, ou, pour parler plus juste, du changement qui s'opère déjà dans l'épaisseur des os maxillaires, mais simplement l'effet du développement de la graisse dans le tissu cellulaire sous-cutané et intermusculaire.

Aussitôt que les mâchoires se garnissent des premières dents, les joues sont moins rebondies, elles s'allongent de haut en bas, la figure devient, par conséquent, moins ronde, et d'une expression infiniment plus agréable. Jusqu'au moment où va s'achever la seconde dentition, les joues présentent une étendue en hauteur beaucoup plus considérable en avant qu'en arrière : elles affectent alors la forme d'un triangle, dont la base est en avant, et le sommet en arrière, où les mâchoires sont encore dégarnies. Après cette époque, elles deviennent carrées, en raison de l'abaissement et du refoulement en arrière de l'angle de la mâchoire inférieure. Enfin, chez le vieillard, lorsque les dents sont tombées, les joues redeviennent flasques, comme chez l'enfant qui vient de naître, et l'expression de la figure revêt des caractères d'autant moins gracieux, que la graisse peu abondante ne fournit plus à la peau des joues le soutien qu'elle lui donnait dans le jeune âge.

Si, de l'influence que le développement des dents exerce sur l'expression de la face, nous passons à son action sur les mâchoires, nous trouvons que cette action n'est pas moins remarquable : elle porte sur la forme et sur les dimensions de ces arcades ; et pour bien la juger, il faut se rappeler que les os maxillaires sont réellement formés de deux parties distinctes, dont l'une appartient aux dents, et dont l'autre leur est tout à fait étrangère. La partie dentaire, la seule qui doive nous occuper, est toujours en rapport de développement avec l'accroissement des dents ; aussi éprouve-t-elle, aux deux extrémités de la vie, des changements qui la rendent parfaitement identique chez l'enfant et chez le vieillard.

D'abord nulle, ou presque nulle, la partie dentaire des os maxillaires se présente sous la forme d'une simple rigole au moment où les germes des dents commencent à se développer. Plus tard, elle présente deux séries d'alvéoles distinctes pour les dents de lait et pour celles qui les remplaceront. Après l'éruption de ces dernières, elle n'offre plus qu'une seule série d'alvéoles pour ces dents. Enfin, après la chute des dents permanentes, les alvéoles s'oblitèrent, et la partie alvéolaire des os maxillaires s'affaisse. Le bord alvéolaire, dépouillé de ses dents, offre toutefois de notables différences, si on l'observe sur un adulte ou sur un vieillard. Chez le premier, les lames antérieure et postérieure des alvéoles se sont rapprochées; elles semblent comme collées l'une à l'autre, et forment un rebord angulaire bien dessiné. Rien de semblable, au contraire, chez le second : les lames alvéolaires, affaissées ou résorbées dans tous les sens, ne laissent presque plus de traces de leur existence, et les os maxillaires, particulièrement l'inférieur, présentent un bord arrondi et aussi mousse que le doigt.

Tirons, sans plus tarder, de ce qui précède, cette conséquence précieuse pour la pratique, que si l'alvéole n'existe que par la dent qu'elle contient, et dont elle suit toutes les phases, tant celles de développement que celles de retrait, elle a nécessairement toujours une tendance à se rapprocher d'elle, et à l'embrasser exactement; ce qui explique, d'une part, pourquoi les dents simplement luxées reprennent assez souvent leur solidité, et, d'autre part, pourquoi, à plus forte raison, les dents soumises à des puissances qui, agissant avec ménagement, tendent à leur faire changer de direction, subissent sans inconvénients l'action de ces puissances, et la font partager aux alvéoles. Nul doute même que si ce fait eût été mieux connu ou mieux apprécié des anciens, le redressement des dents n'eût pas tardé si longtemps à prendre, dans la pratique de l'art, le rang qu'il y occupe aujourd'hui.

Au nombre des changements que les bords alvéolaires éprouvent sous l'influence du développement des dents, il en est un surtout dont l'étude est importante pour notre sujet : c'est celui qui se rapporte à leur étendue en longueur. Contentons-nous, pour l'instant, de dire que ce développement est nécessairement proportionné, jusqu'à un certain point, au volume et au nombre des dents, et qu'il est impossible de nier que ces bords ne croissent depuis le commencement de la vie jusqu'à l'éruption de la dent de sagesse. Mais cet accroissement est-il également réparti sur tous leurs points, ou bien se fait-il seulement à l'avantage d'une seule de leurs parties? C'est ce que nous allons examiner avec plus d'à-propos dans le chapitre suivant.

CHAPITRE II.

Moyens de diriger convenablement le travail de l'éruption des dents permanentes.

Prévenir les maladies qui peuvent compliquer la sortie des dents, dit avec raison un auteur moderne, et combattre convenablement ces maladies quand elles se déclarent, ne sont pas les seules choses que doivent avoir en vue les personnes qui se chargent de l'éducation physique des enfants. Le développement régulier, ou l'arrangement symétrique des dents, quand on ne le considérerait même que sous le rapport de l'agrément qu'il procure à la physionomie, serait déjà d'une assez grande importance pour réclamer la plus sérieuse attention : car, « cette mère bienfaisante, la nature, est parfois *oublieuse* ; elle s'écarte de la voie que l'auteur de toutes choses lui a tracée. » (Duval, ouvrage cité, page 51.)

Tantôt, en effet, elle donne une direction oblique à quelques dents, tantôt elle en transporte dans un endroit éloigné de leur vrai siége ; ici elles s'entrecroisent, ou elles sont tournées de manière à présenter un de leurs côtés ; là on en voit une qui soulève la lèvre, y cause une excoriation, et la perce ; ailleurs, c'est une dent implantée au milieu du palais, ou dans la face postérieure de l'os de la mâchoire inférieure... Le moindre ébranlement des incisives infantiles est le signal de la surveillance ; un coup d'œil jeté sur les parties environnantes guide sagement nos opérations.

§ Ier.

De la chute et du remplacement des dents de lait, considérés sous le rapport du développement des dents permanentes.

On a cru longtemps que la chute des dents de lait n'était qu'un simple acte d'expulsion,

en un mot, que le résultat de l'effort que faisaient sur elles, de bas en haut, ou de haut
en bas, suivant la mâchoire, les dents permanentes destinées à venir occuper leur place.
Cette explication toute mécanique pourrait
satisfaire ceux qui croiraient que les dents des
deux dentitions sont placées dans des rapports
tels, que la seconde ne puisse paraître en dehors sans chasser la première directement au-
devant d'elle.

Les choses sont cependant loin de se passer
ainsi. Dans le principe, les germes des deux
dentitions sont bien réunis ensemble dans la
gouttière alvéolaire des mâchoires, dont nous
avons déjà parlé; mais après la naissance, les
germes des dents de la seconde dentition sont
séparés les uns des autres, et des dents de lait,
par des cloisons osseuses qui leur forment des
loges spéciales et parfaitement distinctes. Ces
loges ou alvéoles sont percées, à chacune de
leurs extrémités opposées, d'un canal : d'un
côté, pour les vaisseaux et les nerfs qui forment
le pédicule de la papille dentaire; et de l'autre,
pour laisser passer le collet du follicule de la
dent, c'est-à-dire le pertuis, ou mieux, la

filière par laquelle s'effectuera l'éruption de
la dent permanente. Remarquons bien surtout
que ces canaux ne s'ouvrent pas dans l'alvéole
de la dent de première dentition, comme on
l'a cru longtemps, mais ils se terminent directement sur le rebord alvéolaire, en arrière
des alvéoles des dents de lait.

Tout est disposé, après la naissance, de telle
sorte que, à la mâchoire inférieure, par exemple, « les incisives centrales sont adossées à la
face postérieure des racines qu'elles doivent
remplacer, et comme elles sont plus larges
qu'elles, elles anticipent un peu sur leurs cloisons. Les incisives latérales, plus fortes encore
que les précédentes, sont placées derrière la
cloison qui sépare l'incisive latérale de la canine de la première dentition ; la canine est
plus enfoncée dans l'épaisseur de la mâchoire
que les autres. Elle est placée hors rang, en
avant de la précédente, sous la lame antérieure
du processus alvéolaire qu'elle soulève quelquefois d'une manière remarquable. La première petite molaire est placée au-dessous et
en arrière de la dent qu'elle doit remplacer,
tandis que la seconde molaire est tout à fait

sous-jacente à la seconde molaire de la première dentition. » (Blandin , ouvrage cité.)

Une fois que les dents de remplacement ont acquis un certain développement, elles font effort de toutes parts sur les parois de leurs loges : en arrière, elles refoulent la lame interne du bord alvéolaire; en avant, elles compriment les vaisseaux qui se portent aux dents de lait, y gênent d'abord la circulation, et plus tard en produisent l'atrophie; en avant et en haut, elles pressent sur la cloison qui sépare leurs alvéoles de celles des dents de la première dentition; enfin, en bas ou en haut, suivant la mâchoire que l'on examine, elles refoulent les troncs mêmes des vaisseaux et du nerf dentaire. Aussi le pédicule de la papille des dents de lait est bientôt détruit; réduites alors à la condition d'un véritable corps étranger, ces dents subissent tous les changements que ces corps éprouvent quand ils séjournent pendant un certain temps au milieu des tissus vivants : elles se ramollissent, se détruisent par leur base, et tombent plus ou moins vite, suivant que ces phénomènes se succèdent plus ou moins promptement, et que leurs effets se trouvent secondés par un effort de pression mécanique.

L'importance qu'on a cru devoir attacher à cette pression dans la chute des dents temporaires a été portée au point qu'on n'a pas hésité non plus à la regarder comme la cause unique de l'absorption des racines. Sans nier qu'il puisse y avoir quelque chose de vrai dans cette opinion, il n'en est pas moins certain que l'absorption peut avoir lieu en dehors de toute pression : témoins les dents temporaires qui vacillent et tombent sans racines avant l'apparition de celles qui doivent les remplacer; il arrive même, ou que ce remplacement n'a pas lieu, ou que les dents de lait persistent pendant un assez grand nombre d'années.

Enfin, si l'absorption de ces dernières est retardée, ou si la formation des permanentes est trop rapide, on voit celles-ci prendre une direction oblique à leur sortie des gencives, et former un second rang près des temporaires qui restent en place, ce qui n'arriverait pas si ces dernières étaient directement poussées en dehors.

Quant à la direction qu'affectent les dents

permanentes à leur sortie, elle est généralement verticale, excepté toutefois celle des
grosses molaires, qui, obliques au moment
de leur apparition, se redressent plus tard
lorsque les bords alvéolaires, refoulés par
elles, se modifient eux-mêmes dans leur direction. La dernière de ces dents, en un mot,
la dent de sagesse, placée au pied et à la
partie antérieure de l'apophyse coronoïde,
se développe si près de cette partie, que
parfois elle éprouve une grande difficulté à se
dégager de la lame osseuse qui la recouvre,
et que même assez souvent elle reste enfermée dans les parois alvéolaires, ou se dévie
vers la langue après avoir donné naissance à
des accidents très-variés.

Quelque défavorables que puissent être ces
dispositions à l'arrangement régulier des dents
permanentes, elles ne sont cependant pas les
causes les plus propres à compromettre cet
arrangement. Il y a dans la forme, ou mieux,
le volume même de ces dents, une raison malheureusement plus puissante à cet égard que
tout le reste : c'est la supériorité que quelques-
unes d'entre elles ont en grosseur sur celles

qu'elles doivent remplacer, et dont elles sont naturellement dans l'impossibilité d'occuper directement la place. Par exemple, les incisives centrales de la deuxième dentition, étant beaucoup plus fortes que les temporaires, qu'elles doivent remplacer, sont forcées ou de s'écarter de leur direction naturelle si elles rencontrent dans les incisives latérales un obstacle, ou, si elles n'en rencontrent pas, d'anticiper sur la place de leurs voisines de la même série qu'elles, ce qui force nécessairement ces dernières à se diriger à leur tour vers la place des canines.

Il est bien vrai que, les petites molaires permanentes étant d'un moindre volume que celles qu'elles remplacent, l'arc maxillaire doit trouver de ce côté un dédommagement à la perte que lui a fait éprouver la largeur plus considérable des nouvelles incisives ; mais il est évident aussi que la compensation est loin d'être parfaite ; car si les quatre incisives permanentes réunies sont précisément égales en grosseur à la somme totale des quatre incisives et des deux canines de lait, il est bien plus que probable que les quatre petites molaires permanentes ne sont pas assez inférieures en grosseur à celles de lait, pour en différer de toute l'épaisseur des canines. Il faut donc qu'il se fasse dans le bord alvéolaire un mouvement d'excentricité, d'épanouissement en dehors, pour que les dents soient convenablement logées.

Ce mouvement est d'autant plus admissible, que la portion du cercle alvéolaire destinée à loger toutes les dents de remplacement ne s'agrandit réellement que très-peu, ce dont il est aisé de s'assurer si l'on mesure, non pas celle de ses parties qui répond au collet des dents, mais celle qui se trouve au niveau des racines. Quelques dentistes, dans ces derniers temps, ont semblé, comme MM. Miel et Oudet, attacher une grande gloire à mettre cette vérité hors de doute : les travaux de Hunter et de Fox étaient assurément plus que suffisants pour cela, car ils la rendent aussi évidente que possible, et aucune explication ne pouvait en donner une idée plus nette que la gravure renfermée dans l'ouvrage de Fox.

Cette gravure montre en même temps que

la différence en grosseur des incisives permanentes sur les temporaires est telle, que si la canine est obligée de se jeter du côté des petites molaires, elle n'anticipe cependant pas de toute son épaisseur sur la place de ces dents ; d'où nous nous croyons en droit de conclure que, s'il ne se faisait pas un léger mouvement en avant du côté libre de l'arc alvéolaire, la canine serait encore plus souvent jetée hors ligne qu'elle ne l'est. La nature eût évidemment, sans cette précaution, dérogé à cette prévoyance admirable, qui caractérise ses moindres œuvres ; et cela d'autant mieux, que la canine de remplacement, loin d'être plus petite que celle de lait, est ordinairement un peu plus forte.

§ II.

Des moyens de donner une bonne direction aux dents permanentes.

Qu'on lise avec attention tout ce qui a été écrit sur ce sujet, et l'on reconnaîtra que les discussions, parfois assez vives, auxquelles les auteurs se sont livrés, se résument dans ces deux questions : Faut-il soit arracher de bonne heure les dents temporaires, soit faciliter leur chute? ou bien faut-il, au contraire, favoriser leur conservation jusqu'à leur chute naturelle ?

Bien qu'il soit effectivement assez difficile de répondre catégoriquement à cette double question, nous devons néanmoins reconnaître que le dentiste qui se sera bien pénétré de la marche qu'affecte la nature dans l'éruption des dents, en général, et du véritable mécanisme suivant lequel s'opère le remplacement des dents permanentes (phénomènes dont nous avons résumé les principales phases dans les paragraphes précédents), sera rarement embarrassé de trouver les moyens de parer aux divers cas qui pourront se présenter à son observation.

Ce que nous savons de l'époque à laquelle se forment les dents de remplacement, et du degré avancé de maturité, si on peut parler ainsi, qu'elles ont déjà acquis au moment où l'éruption des dents temporaires a lieu, nous montre déjà combien est chimérique la crainte

qu'avaient les anciens dentistes, et qu'ont encore aujourd'hui les personnes étrangères à la
science, que la chute ou l'évulsion d'une dent
de lait ne puisse entraîner avec elle le germe
de la dent permanente qui lui correspond. Mais
cette chute ne pourrait-elle pas du moins favoriser la sortie de la dent sous-jacente avant
le temps qui lui est propre? Pas davantage;
et cela, pour deux raisons : la première, c'est
que les dents des deux ordres n'occupant pas la
même alvéole, la chute de la dent temporaire ne
mettra pas nécessairement à découvert la permanente; la seconde, c'est que l'éruption des
dents n'est pas un phénomène passif, mais un
acte vital qui ne s'exécute qu'à un temps
donné, sous l'influence réciproque de la dent
et de son alvéole.

Quant à cette assertion, que la présence des
dents de lait sur le bord alvéolaire a l'immense
avantage de contribuer à l'agrandissement de
ce cercle osseux, et de la totalité de la mâchoire, elle est très-contestée par les uns, fortement soutenue par les autres. Ses partisans
se fondent sur ce que, lorsqu'une dent est ar-
rachée, l'espace qu'elle occupait se réduit en

très-peu de temps à la moitié, au tiers même de son étendue. M. Taveau, par exemple (*Hygiène de la bouche*), donne pour preuve de cette vérité : « qu'à mesure que les vieillards « perdent leurs dents à la mâchoire inférieure, « le bord alvéolaire diminue insensiblement, « de telle sorte que, quand elles sont toutes « tombées, le cercle qu'il décrit, au lieu d'être, « comme chez l'adulte, placé presque au-des- « sus de la base de la mâchoire, lui devient « concentrique de quatre à six lignes. »

Sans rejeter ce qu'avance M. Taveau, nous sommes cependant obligé de faire observer que la preuve qu'il apporte à l'appui de son opinion n'est pas extrêmement concluante. Ce qui est vrai pour une mâchoire dépouillée de toutes ses dents n'est pas applicable au cercle alvéolaire renfermant les dents de rem- placement, sur le point de percer au dehors. Quelque tendance, en effet, qu'aient les al- véoles primitives à se fermer après la chute de leurs dents, les dents secondaires, par leur présence, ne permettront guère au bord alvéo- laire de s'affaisser, et le maintiendront d'autant plus excentrique, qu'elles avanceront plus près du moment de leur éruption.

On aurait grand tort de conclure de ce qui précède qu'il ne puisse y avoir jamais d'inconvénient à extraire une dent primitive; car toute évulsion précipitée aurait pour résultat infaillible de porter sur la gencive un surcroît de vitalité capable de troubler jusqu'à un certain point la marche de la dent située plus profondément, et pourrait même amener des conséquences assez désagréables. Aussi, n'ai-je combattu que les reproches exagérés qu'on fait à l'évulsion, et je pense qu'on est parfois obligé d'y avoir recours.

Mais comparons Fox et M. Delabarre l'un à l'autre. On doit à ces deux hommes les ouvrages les plus savants de recherches, et les plus précis sur la matière. Examinons les points où ils sont en désaccord, et tâchons, au milieu de leurs dissidences, d'arriver à la vérité.

« L'absorption des racines, dit Fox (traduction de Lemaire), s'opère quelquefois si lentement, que les dents infantiles, dont elles font partie, ne s'ébranlent qu'après que les dents permanentes ont percé les gencives derrière elles. Dans ce cas, si les molaires permanentes ont paru depuis quelque temps, et s'il y a engorgement des gencives derrière les incisives inférieures permanentes, il faut extraire les deux incisives centrales temporaires, quand même elles ne seraient pas vacillantes. Lorsque l'absorption des racines de ces incisives a été prompte, ces dents vacillent, et on peut aisément les ôter avant l'apparition des nouvelles. Mais souvent aussi, quoique vacillantes, elles ne tombent pas d'elles-mêmes avant que les permanentes viennent à percer : alors, il est utile d'en faire l'extraction, pour donner à celles qui doivent leur succéder la facilité de prendre la place qui leur est propre. *Si*, comme on pourra bientôt le reconnaître, *les dents nouvelles n'ont point assez d'espace pour se développer, il faudra extraire les deux incisives latérales temporaires.*

« Ce n'est que deux ou trois mois après, et quelquefois plus tard, qu'il est nécessaire de porter son attention du côté des incisives centrales d'en haut. Si on les trouve vacillantes, il conviendra de les extraire ; *si elles sont en-*

çore *fermes, et s'il y a engorgement aux gencives,* *il faudra en agir de même ;* car si on les laissait en place, les permanentes, qui sont prêtes à paraître, prendraient une direction irrégulière, choquante et difficile à corriger. Il conviendra aussi *d'extraire les incisives latérales,* pour procurer aux permanentes centrales l'espace dont elles ont besoin pour se développer. Mais on ne fera cette opération que lorsque celles-ci auront percé les gencives.

« On portera ensuite son attention sur la mâchoire inférieure, où les incisives latérales doivent paraître au bout de trois ou six mois. Si l'on s'apercevait de quelque engorgement à la partie des gencives qu'elles doivent percer, *on extraira les canines temporaires.* Trois mois après, au plus, on examinera la mâchoire supérieure ; et si l'on s'aperçoit que les incisives latérales permanentes donnent des signes d'une prochaine apparition, *on extraira aussi les canines temporaires.*

« Après cela les mâchoires n'exigent souvent aucun soin ultérieur pendant un an, que les incisives mettent à se développer entièrement. Les canines et les petites molaires sont, après ce temps, sur le point de percer : alors il faudra veiller d'abord à ce que les premières ne prennent pas une mauvaise direction. On examinera donc les gencives, et si elles offrent quelques proéminences, *on extraira les premières temporaires :* celles-ci s'ébranlent souvent avant l'apparition des canines qui suit de près leur extraction. Quelques circonstances doivent avoir une grande influence sur la manière de traiter ces dernières dents. Si lorsque l'une ou l'autre des canines est près de paraître, on s'apercevait qu'il n'y ait qu'un petit espace entre l'incisive latérale et la première petite molaire, déjà à sa place, *on aura soin d'arracher la seconde molaire temporaire :* la première se portera alors en arrière, et laissera à la canine un espace suffisant.

« Cette dernière opération faite, il n'existe plus aucun obstacle à l'achèvement de la seconde dentition. Les secondes petites molaires croissent naturellement dans la place qui leur est propre, et les grosses molaires, qui ne rencontrent plus d'opposition, viennent successivement occuper le poste qui leur est assigné. »

M. Delabarre blâme cette manière d'agir :

« Puisque la sortie des dents, s'écrie-t-il, est
« une des lois du Créateur, pourquoi tant de
« dentistes auteurs conseillent-ils, par esprit
« de système, de suivre une marche différente?
« Pourquoi trouve-t-on tant de sur-dents chez
« les enfants de la classe aisée, tandis qu'elles
« sont si rares chez les indigents, qui n'ont
« guère recours aux gens de l'art, et qui s'en
« rapportent entièrement à la bonne nature?... »
Abordant plus loin les motifs qui lui font rejeter cette méthode, il s'exprime ainsi : « Les
« auteurs de chirurgie dentaire ont-ils connu
« l'imbrication constante et naturelle des dents
« pendant leur formation? Ont-ils vérifié que
« tant que celles de remplacement sont encore
« au-dessous des gencives, il n'y a point de
« contact entre elles et les temporaires, et que,
« d'après cela, celles-ci ne peuvent nuire à la
« sortie des autres qu'au moment où ce con-
« tact devient impossible? Ont-ils observé l'in-
« génieux moyen employé par la nature pour
« détruire les dents dont la présence cesse d'être
« utile? Il ne me paraît pas qu'aucun d'eux
« ait approfondi ces diverses questions; car
« ils auraient bientôt senti que leur système

« était vicieux ; ils se seraient aperçu *que plus*
« *on ôte de dents temporaires*, *plus les mâchoires*
« *se rétrécissent* ; au lieu qu'il faudrait les faci-
« liter, quelquefois même les obliger à s'agran-
« dir.

M. Delabarre donne à l'appui de son opinion
l'expérience qu'il a acquise à l'hospice des En-
fants-Trouvés, où un nombre considérable de
jeunes sujets sont soumis à ses soins ; « et c'est,
« ajoute-t-il, d'après cette même expérience,
« qu'il ose attaquer le système admis par des
« auteurs d'ailleurs savants, mais qui ont erré
« en établissant, contre le vœu de la nature et
« contre toute raison, la nécessité d'opérations
« répétées, douloureuses, inutiles et souvent
« dangereuses. »

Après avoir posé en principe que le ministère du dentiste doit, dans le plus grand nombre des cas, se borner au rôle de spectateur,
il convient cependant qu'on est quelquefois
obligé de venir en aide à la nature, et voici à
cet égard les règles qu'il donne, et desquelles
il pense qu'on doit rarement s'écarter :

« Supposons, dit-il, qu'une dent *incisive cen-*
« *trale* de deuxième dentition a ébranlé forte-

« ment *la centrale temporaire*, ou *qu'elle soit*
« *venue en arrière*, j'ôte *seulement celle-ci*, quand
« même sa voisine se serait trouvée ébranlée
« par l'appareil absorbant de la centrale adulte.
« Je fais l'évulsion de *l'incisive latérale tempo-*
« *raire*, lorsque, par son arrivée au bord al-
« véolaire, *la latérale adulte* exige à son tour
« la place que celle-là occupe.

« Les deux nouvelles dents sont toujours plus
« ou moins obliquement situées, et souvent
« portées plus ou moins en dedans de la bou-
« che ; mais cette disposition est naturelle chez
« les sujets où l'absorption n'a pas été du même
« pas que le développement de la dent rem-
« plaçante, et l'expérience apprend qu'elles se
« redressent ordinairement d'elles-mêmes peu
« à peu, et à mesure que l'enfant grandit.

« Le sujet ayant atteint l'âge de dix ans en-
« viron, pousse de chaque côté la première
« bicuspidée. En conséquence, si la petite mo-
« laire de lait *ne tombe pas d'elle-même*, j'en
« fais l'évulsion, ce à quoi l'enfant consent
« avec d'autant moins de répugnance, qu'elle
« chancelle ordinairement. Bientôt après, la
« deuxième bicuspidée remplace la deuxième

« molaire primitive. Enfin, ces dents étant en
« place, les conoïdes de lait, *dont je me suis bien*
« *gardé de faire le sacrifice sous aucun prétexte*,
« *ne sont ôtées que lorsque les remplaçantes s'an-*
« *noncent;* alors celles-ci, dont les places *ont été*
« *soigneusement conservées*, s'intercallent entre
« les incisives et les bicuspidées, à la manière
« des coins, et elles parviennent avec d'autant
« plus de facilité dans l'alignement des autres,
« qu'on sait que ces dernières, étant plus étroites
« que les deux qu'elles ont chassées, peuvent, en
« se tassant, céder un peu de place à la conoïde.

« S'il arrive que ce soient les canines qui de-
« vancent les bicuspidées, je me conduis en
« conséquence, en ôtant celles *dont l'ébranle-*
« *ment* m'avertit de ce qu'il faut faire. »

M. Delabarre fait ensuite remarquer qu'en
agissant avec cette prudence, il ne s'expose
pas à ébrécher un sujet chez lequel une dent
aurait oublié de se développer; il insiste sur
l'avantage qu'il y a de conserver les dents primitives voisines, qui, loin d'être un obstacle
à l'arrangement de la dent qui arrive, lui sert,
au contraire, de point d'appui pour forcer la
mâchoire à s'élargir. Il pense même qu'il fau-

drait employer des moyens mécaniques pour exciter l'évasement de l'os maxillaire, s'il ne se faisait pas naturellement, ou pour ramener à leur direction normale des dents secondaires, qui persistent dans une situation vicieuse. A cet effet, il propose des petits coins de bois placés entre les dents, ou bien un fil de soie enlacé autour des dents temporaires et adultes, lequel, gonflé par l'humidité, fait effort sur chacune d'elles, et reporte bientôt à sa place celle qui semblait prendre une mauvaise direction.

On a pu se convaincre, en lisant les citations que nous venons de faire, combien ces deux auteurs sont peu d'accord sur la conduite que doit tenir le dentiste. En suivant les conseils de Fox, il se rencontrera peu de cas où l'on ne soit obligé d'extraire l'une après l'autre les dents primitives, et si l'on s'en rapporte à M. Delabarre, ces cas seront, au contraire, fort rares. Fox commence ses évulsions par le centre de chaque mâchoire, et les continue successivement et sans interruption jusqu'à la première grosse molaire, tandis que M. Delabarre conserve toujours, et à tout prix, la canine. Fox veut qu'on enlève la dent infantile voisine de la dent adulte en train de pousser; M. Delabarre recommande de la laisser subsister.

En thèse générale, les conseils de l'auteur français sont plus souvent applicables. Il a raison de blâmer les évulsions trop recommandées par Fox. Ces opérations sont, en effet, ordinairement inutiles, et elles déterminent, sans profit, des douleurs vives, dont le dentiste anglais n'a pas même tenu compte. En général, aussi, il faut conserver la dent de lait voisine de celle de remplacement; mais il est des circonstances où l'on est forcé de s'écarter de ces préceptes. Qu'une dent adulte, par exemple, soit tout à fait déviée de la place qu'elle doit occuper, que l'espace qui lui est réservé soit d'une étroitesse telle, qu'on ne puisse raisonnablement compter sur un élargissement et un redressement ultérieur, il devient évident qu'un fil de traction sera insuffisant, tandis que le procédé de Fox donnera aussitôt un espace large, au milieu duquel l'évolution de la dent se fera dans la direction convenable. Il est vrai que la même difficulté se

représentera quand la dent permanente vien-
dra remplacer la temporaire qui aura été enlevée ; mais les mêmes moyens seront encore
à la disposition du dentiste. Et si l'on consi-
dère que la chute et le renouvellement des
dents commencent toujours par les incisives
centrales, et continuent de proche en proche,
la canine exceptée, jusqu'aux grosses molaires ;
si l'on sait que les bicuspidées sont inférieures
en volume aux petites molaires de lait , et que
les tricuspidées ou grosses molaires sont susceptibles de tassement en arrière, on concevra
toute l'utilité de cette méthode sur des mâchoires dont le développement est tellement
peu en rapport avec la largeur des dents nouvelles, qu'il n'est pas possible d'espérer que
le temps, les coins et les tractions, puissent
corriger les pivotements et les déviations des
dents antérieures.

Nous avons dit tout à l'heure que, la canine
exceptée, la chute et le renouvellement des
dents se faisaient régulièrement et successivement, des incisives centrales aux petites molaires inclusivement. C'est ici que Fox, pensant
à tort que l'évolution de la canine suivait im-

médiatement celle des incisives, a donné le conseil pernicieux d'enlever la conoïde infantile pour faire place à l'incisive latérale adulte. M. Delabarre fait observer avec beaucoup de raison que, la canine ne faisant issue qu'après la première bicuspidée, il résulte de ces manœuvres que la place qui lui est destinée se trouve envahie en grande partie, quelquefois même en totalité, par l'incisive latérale, ainsi que par la première petite molaire, et que lorsque, plus tard, la conoïde sort de son alvéole, elle ne trouve plus l'espace nécessaire pour se loger : force lui est alors de pousser, soit en restant immédiatement en arrière du cercle dentaire, soit en pivotant de manière à pouvoir se glisser dans l'étroit créneau qui lui reste. Ainsi gênée, et ne pouvant prendre la direction qui lui appartient, elle dirige sa couronne vers la lèvre, qu'elle soulève, excorie, transperce même, ou vers la langue, dont elle gêne les mouvements.

Disons, pour conclure, qu'on doit, autant que possible, laisser à la nature le soin d'accomplir ses fonctions ; que toutes les fois que, vers cinq à six ans, l'enfant présente des dents de lait très-écartées, c'est une preuve que l'os maxillaire a acquis le développement nécessaire, et qu'il y a tout lieu de compter sur une deuxième dentition régulière ; que l'on ne doit se décider à enlever une dent infantile que lorsqu'on est convaincu qu'elle gêne celle qui doit la remplacer ; que le plus souvent il faut conserver la dent de lait voisine, se servir du fil de M. Delabarre, s'il y a déviation, et ne recourir à l'extraction que quand, sans elle, le redressement est impossible ; qu'enfin, il faut bien se garder de toucher à la conoïde avant que son ébranlement annonce l'arrivée de sa remplaçante.

Que faire cependant, si l'on veut conserver la conoïde infantile, quand la distance restante entre cette dent et l'incisive centrale est trop étroite pour l'incisive latérale nouvelle ? Il faut extraire la première petite molaire de lait, puis entraîner la canine vers la grosse molaire, à l'aide d'un fil enlacé sur ces deux dents. De cette manière, on obtiendra en peu de temps tout l'espace désirable, et l'on aura conservé à la conoïde à venir la place qu'elle devra occuper. Plus tard, il est vrai, on sera

dans la nécessité de culbuter la seconde molaire de lait, pour faciliter l'issue de la première
bicuspidée, et l'on n'aura plus la ressource
d'enlever une dent infantile voisine pour l'é-
volution de la deuxième bicuspidée ; mais on
ne doit pas oublier ce que nous avons déjà dit :
les petites molaires adultes étant moins fortes
que celles qu'elles ont remplacées, les pertes
d'espace se trouvent en partie réparées, et la
première grosse molaire, qui n'est pas encore
soutenue, se laisse refouler en arrière. Quand,
enfin, vers onze ou douze ans, les deuxièmes
grosses molaires font effort pour sortir, elles
obligent le cercle alvéolaire à s'agrandir en
arrière, et ne peuvent faire dévier les dents
antérieures, qui, bien rangées, et appuyées
les unes contre les autres, présentent une force
qui ne peut plus être surmontée.

Malgré toutes ces précautions, il arrive pourtant quelquefois que le cercle maxillaire est
tellement étroit, qu'une ou deux dents restent
hors ligne. Si l'espace manquant est peu considérable, une lime douce et mince, passée
entre chaque dent, dont elle diminuera les
bords, rétablira la différence. Dans le cas con-

traire, il devient nécessaire de faire le sacrifice d'une ou de deux dents adultes, et le choix doit se porter de préférence sur les bicuspidées, et jamais sur les conoïdes. Un appareil approprié à la circonstance reporte ensuite les dents à la place qu'elles doivent occuper.

---

§ III.

Des conditions qui constituent une denture régulière.

Quand on a suivi avec soin le développement des dents de la deuxième dentition, et qu'on s'est conduit à cet égard suivant les règles que nous venons de poser, on a lieu d'espérer que les dents offriront toutes les conditions désirables de forme et de direction. Mais quelles sont ces conditions ? C'est ce que le dentiste doit avoir constamment présent à la mémoire. Comment pourrait-il, en effet, appliquer aux difformités de la bouche un traitement rationnel, si les conditions normales qui doivent être le résultat de ce traitement étaient ignorées ou oubliées de lui ? Rappelons donc ici, d'une manière purement sommaire, l'ensemble de ces conditions.

Les trente-deux dents de l'homme adulte sont rangées, dit M. Cruveilhier, suivant deux courbes paraboliques, semblables à celles que présentent les arcades alvéolaires qui leur servent de supports. Ces rangées constituent les arcades dentaires : elles sont maintenues dans ces arcades, non par articulation, mais bien par l'implantation de leurs racines dans les alvéoles, qui sont exactement moulées sur elles. Chaque arcade dentaire représente une courbe régulière et non interrompue, double disposition qui est particulière à l'espèce humaine. On trouve, en effet, que, chez les animaux, les dents présentant une longueur inégale, les arcades dentaires offrent un rebord irrégulier ; et de plus, les dents, au lieu d'être toutes contiguës et sans interruption, laissent entre elles, au moins dans quelques points, des intervalles assez prononcés. Chaque arcade dentaire présente une face antérieure convexe, une postérieure concave, un bord adhérent ou alvéolaire, régulièrement festonné, un bord libre, mince et tranchant à sa partie moyenne, épais et tuberculeux sur les côtés, où il offre deux lèvres, l'une externe, plus tranchante en haut que l'interne, l'autre interne, plus tranchante en bas que l'externe.

Comme l'arcade dentaire supérieure présente une courbe plus étendue que l'inférieure, il en résulte qu'elles se rencontrent à la manière des lames d'une paire de ciseaux; mais le mode suivant lequel elles se correspondent n'est pas le même à la région moyenne qu'occupent les incisives, et sur les régions latérales qu'occupent les molaires. Les dents incisives supérieures glissent au devant des incisives inférieures; les tubercules externes des molaires supérieures glissent en dehors des tubercules externes des dents inférieures, de telle sorte que ces derniers correspondent à la rainure qui sépare, dans les molaires supérieures, la rangée des tubercules externes de la rangée des tubercules internes.

Les dents de la mâchoire supérieure sont, à l'exception des grosses molaires, plus volumineuses, en général, que celles de la mâchoire inférieure. Aussi aucune dent ne correspond exactement, et corps pour corps, à la dent qui porte le même nom qu'elle à l'autre mâchoire: il y a toujours un chevauchement plus ou moins grand, d'où résulte, non un simple contact, mais un véritable engrènement. Cette disposition est telle, que les incisives centrales de la mâchoire supérieure couvrent exactement les deux incisives centrales et la moitié des deux incisives latérales de la mâchoire inférieure ; et que si les quatre dents canines se prolongeaient par leur sommet, celles du bas passeraient au devant de celles du haut. Remarquons qu'il devait en être ainsi ; autrement les aliments, saisis entre des surfaces parfaitement semblables et régulières, auraient plus aisément échappé à leur action.

La direction des dents est verticale, direction qui appartient exclusivement à l'espèce humaine. Leur longueur doit être à peu près. égale, ainsi que les espaces triangulaires qui les séparent. En général, comme le remarque avec raison M. Duval, plus les incisives sont parallèles dans leur rapprochement, plus elles donnent à la face le caractère de la beauté. On trouve l'explication de ce fait dans l'étude des belles figures antiques, et la tête d'une Géorgienne le met en évidence, comme on peut en juger par le dessin qu'en a donné Blumenbach.

Aussi, plus les incisives s'éloignent de cette ligne parallèle, plus elles diminuent les grâces de la bouche et les attraits du visage. Ici, avec un menton allongé, on voit les incisives, tant supérieures qu'inférieures, renversées du côté de la langue, formant avec le corps des mâchoires un angle rentrant ; là un blanc est singulièrement défiguré par les dents saillantes qui constituent le beau de la tête d'un nègre.

Quant à la forme particulière des dents, c'est-à-dire aux légères variétés qu'elles pourraient offrir, il est assez difficile d'établir, de poser des règles à cet égard, chacun se faisant de la beauté une idée conforme à ses goûts : telle personne les aime courtes ; d'autres, un peu longues ; celui-ci les préfère serrées ; cet autre, écartées. Nous ne pouvons même disconvenir que telle forme de dents convient à la physionomie de telle personne, et qu'elle ne conviendrait pas à telle autre. Outre les goûts particuliers, il en est de généraux à certaines nations : c'est ainsi qu'aux Indes on les préfère noires, et qu'on les teint, pour cet effet, avec diverses préparations. Plusieurs peuplades taillent leurs dents antérieures en pointes aiguës ; d'autres s'en font extraire une, pour prononcer leur langage suivant leur fantaisie, etc. En France, comme dans toute l'Europe, on est assez d'accord sur l'ensemble de la beauté de la denture : blancheur, uniformité, sont deux qualités qu'on a toujours appréciées.

Enfin, comme le dentiste, qui est chargé, ou de diriger le travail de la dentition, ou de remédier à ce qu'elle pourrait avoir d'irrégulier, doit ne jamais confondre les dents de première avec celles de deuxième dentition, il doit se rappeler et avoir constamment à la mémoire ces divers faits : les dents primitives, temporaires ou de lait, sont ordinairement d'un blanc azuré, tandis que les permanentes sont d'un blanc d'ivoire, ou mieux, d'un jaune très-clair. Les incisives et canines de lait, lisses et unies, sont extrêmement petites et étroites; les incisives et canines adultes, au contraire, beaucoup plus longues et plus larges, présentent, dans la longueur de leurs couronnes, des cannelures très-fines, et leur bord tranchant est armé de dentelures bien marquées. Les deux petites molaires de lait diffèrent de celles de remplacement par leur volume plus considérable. Elles se rapprochent davantage des grosses molaires, dont elles se distinguent, toutefois, par la brièveté des dimensions verticales de leur couronne, et par le nombre des tubercules que présente cette couronne. Ces tubercules, en effet, sont au nombre de cinq, dont trois sont situés en dehors, et deux en dedans. Les grosses molaires, au contraire, n'en offrent jamais plus de quatre.

---

§ IV.

Des principaux vices de conformation de l'appareil dentaire.

Si tous les caractères au développement desquels j'ai consacré l'article précédent constituent une denture régulière, sont, en un mot, les conditions normales du système dentaire, il est bien évident que tout ce qui s'en écartera pourra être regardé comme une difformité, ou, si l'on veut, une anomalie, une variété. On conçoit dès lors que ces anomalies ou variétés peuvent être fort nombreuses. Pour les saisir plus aisément, et les rendre plus applicables au sujet qui nous occupe, on peut les comprendre dans quatre ordres principaux, suivant qu'elles se rapportent au nombre, à la forme, à la position, et à la direction des dents. Jetons un coup d'œil rapide sur chacune d'elles, en nous réservant, toutefois, de nous appesantir davantage sur celles qui sont susceptibles d'être ramenées au type régulier.

1° Les dents, venons-nous de dire, peuvent varier de nombre : tantôt, en effet, on en trouve moins que de coutume ; tantôt, au contraire, on en trouve plus, et cette dernière circonstance est la plus rare. Il y en a moins que de coutume, lorsque quelques-unes d'entre elles ne se sont pas développées primitivement ou renouvelées plus tard, et lorsque plusieurs se trouvent réunies ensemble. L'absence de développement des dents va rarement jusqu'à laisser les mâchoires complétement dégarnies ; ce fait a cependant été observé. C'est ainsi que Baumes et Borelli disent avoir observé, le premier, un homme adulte, et le second, une femme de soixante ans, qui n'avaient jamais eu de dents. Dans d'autres circonstances, on a vu seulement quelques dents apparaître : Fauchard en rapporte des exemples. Plus souvent on voit manquer une ou deux dents, vice de conformation qui, au dire de M. Blandin, paraît même héréditaire dans quelques familles : tantôt c'est une canine, et tantôt c'est une incisive ou une molaire qui n'ont pas paru. Fox a vu une dame qui n'avait jamais eu que quatre permanentes à chaque mâchoire (ouvrage cité, page 45).

La diminution du nombre des dents, basée sur ce que deux d'entre elles, ou davantage, sont réunies, est une anomalie plus rare que le manque absolu de quelques dents : ce qui est rare surtout, c'est la réunion de toutes les dents, comme Pline, et plus tard Bartholin et Mélanthon, en rapportent des exemples. Mais, demanderons-nous aussi, ces observations sont-elles bien authentiques ? C'est ce que personne n'oserait soutenir. Il est possible, à la rigueur, de concevoir ce vice de conformation, puisque d'autres du même genre ont été observés de nos jours, quoique cependant sur une échelle moins étendue. Les incisives et les canines offrent plus souvent des exemples de réunion par la couronne que par les autres points de leur contour. Les molaires, au contraire, adhèrent plus souvent par leurs racines. De toutes ces unions, la plus fréquente est, sans contredit, celle de la canine et de l'incisive latérale, ce qui résulte très-probablement de ce que, au moment de sa formation, la canine, mise hors rang par l'incisive latérale, est fortement pressée par elle.

L'excès en nombre dépend le plus souvent, comme je l'ai déjà fait remarquer, de la persistance des dents de lait; aussi, les dents surnuméraires, soit qu'elles paraissent isolément, soit qu'elles forment une série complète, se montrent-elles presque toujours en arrière des autres; cependant, il n'en est pas constamment ainsi, car Bourdet a vu doubler les deux dernières molaires supérieures, et Plouquet, Camper et Sœmmering, ont observé cinq molaires bien rangées à la mâchoire inférieure, le premier sur lui-même, le second sur un habitant de Java, le troisième sur un Européen.

2° Les variétés qui, sans être le résultat d'une altération maladive, se rapportent à la forme des dents, sont pour le moins aussi rares que les précédentes. Elles dépendent souvent de la persistance des dents de lait. M. Blandin rapporte qu'un de ses amis a gardé, jusqu'à l'âge de trente ans, sa seconde petite molaire de lait du côté droit, et jusque-là l'arcade dentaire inférieure offrit chez lui sept grosses molaires, et seulement trois petites. Fox a aussi connu une dame qui, à l'âge de vingt ans, avait encore les deux incisives centrales temporaires de la mâchoire inférieure, et toutes celles de la mâchoire supérieure, à l'exception d'une qui avait été remplacée. Pour mon compte, j'ai plusieurs fois rencontré dans ma pratique des individus qui avaient conservé une ou plusieurs de leurs dents primitives.

Les variétés de forme qui dépendent de la cause que je viens d'indiquer ne sont cependant pas les seules qui puissent se présenter : « On a quelquefois rencontré, dit Maury (page 38), des dents incisives supérieures, recourbées en haut, en forme de baïonnette, et on a vu des incisives être doubles ; d'autres fois aussi les dents ont paru monstrueuses. » On peut encore rapporter à cette variété la largeur démesurée des incisives, assez commune chez certains su-

jets, qui, comme le remarque judicieusement
M. Delabarre, ont passé leur première jeunesse
sous l'influence d'une constitution scrofu-
leuse, leur accolement trop intime, la longueur
disproportionnée de quelques-unes; dispositions qui, bien que pouvant résulter d'un état
primitivement maladif, n'exigent pas moins
que nous leur consacrions un article à part.
C'est même par les dents trop serrées et trop
longues que nous commencerons la description de nos moyens de corriger la denture vicieuse, parce que ces moyens sont les plus
simples, et font partie du manuel des opérations qui sont de notre ressort.

Enfin, doit-on nécessairement ranger parmi
les dents qui péchent par la forme celles qui
ont éprouvé une espèce d'arrêt de développement, comme Miel en donne un exemple par
la narration suivante : « Il y a quelques années,
je retirai à la mâchoire supérieure du côté
droit, entre la dent de sagesse et celle qui la
précède, au lieu où la gencive se prolonge en
pointe, un petit corps dentaire qui n'affectait
point les formes régulières d'une dent façon-
née sur un moule de l'espèce ordinaire. Son

peu de longueur et de grosseur ne lui permettait pas d'atteindre les os de la mâchoire : cette dent n'était contenue que dans l'épaisseur du tissu des gencives, où elle s'était formée hors du système alvéolaire ; de l'épaisseur de la membrane, cette dent gengivale s'était fait issue au dehors, en présentant vers ce point son extrémité renflée, pendant que sa partie la plus effilée, pénétrant dans la membrane même, y adhérait ; ce qui rendait la présence de ce corps incommode à la personne à qui je l'ôtai. »

Était-ce bien une dent que Miel retira de la gencive de son client ? C'est ce que je me garderai de décider. J'ai moi-même, il y a quelques mois, extrait du bord gengival d'un homme de quarante ans une production assez semblable à celle qui vient d'être décrite ; mais je n'oserais affirmer que ce fût véritablement une dent.

3° Les variétés de position offrent quelquefois des bizarreries fort remarquables, sans compter même ces sortes de migrations en vertu desquelles on rencontre des dents dans des parties complétement étrangères à celles

qui sont leur siége naturel, et dont nous n'a-
vons point à nous occuper ici. Ainsi, on a vu
des dents être placées en travers de l'alvéole,
d'autres percer le bord alvéolaire ou la voûte
palatine. Dans quelques circonstances, les dents
se sont développées dans le corps ou dans l'é-
paisseur des os maxillaires, sur le palais, et
même dans le pharynx. Dans les différentes
collections anatomiques, on voit un grand
nombre de ces variétés, parmi lesquelles j'ai
remarqué, comme suite d'une aberration fort
curieuse, une canine de chaque côté, cachée
dans l'épaisseur de l'apophyse nasale des os
maxillaires supérieurs, et dont le corps était
tourné en haut, tandis que la racine regardait
en bas.

On voit aussi des dents implantées tout à
fait à la surface du bord alvéolaire; mais, ce
qui n'est pas moins curieux et important à
noter, c'est l'anomalie qui consiste en une
transposition des dents entre elles. C'est ainsi
que M. Oudet dit avoir vu plusieurs fois la
canine prendre la place de l'incisive latérale,
et réciproquement. Ce dentiste a également
observé, au rapport de M. Blandin, un pareil

changement de place entre la première petite
molaire et la canine, et tout récemment un
fait semblable s'est présenté à mon observation.

4° Les variétés que les dents peuvent offrir,
sous le rapport de leur direction, sont, sans
contredit, les plus fréquentes de toutes, et en
même temps celles qui méritent le plus notre
attention, précisément parce qu'elles sont
celles qui sont les plus accessibles aux moyens
chirurgicaux. Ces variétés sont de deux sortes,
suivant qu'elles consistent en une anomalie
de direction des dents elles-mêmes, d'ailleurs
régulièrement implantées, ou en un rapport
vicieux des arcades dentaires entre elles.

Les premières, celles qui dépendent du simple changement de direction des dents, sont
divisées en obliquité *antérieure*, obliquité *postérieure*, obliquité *latérale*, enfin obliquité par
rotation, selon que la dent penche en avant,
en arrière, sur le côté, ou qu'elle a éprouvé
un mouvement de pivotement, en vertu duquel elle présente un de ses bords en avant et
l'autre en arrière, au lieu de s'offrir de face.
Ces directions vicieuses s'observent plus sou-

vent sur les dents incisives et les canines, que sur les autres, ce qu'expliquent très-bien la prédominance de largeur qu'a leur couronne sur leur racine, et la mobilité des puissances entre lesquelles elles se trouvent placées.

Ces divers genres d'obliquité peuvent porter sur une ou deux dents isolées, ou, dans d'autres circonstances, sur toutes les dents antérieures de l'une ou de l'autre arcade. Lorsque, dans ce derniers cas, la difformité porte sur la rangée inférieure, et qu'elle a lieu en avant, l'arcade supérieure, au lieu de la croiser, se trouve croisée par elle; et bien qu'à dire vrai les arcades alvéolaires, ou mieux les os maxillaires, aient conservé leurs principaux rapports, elles semblent avoir pris une disposition inverse de celle que nous savons leur être naturelle pour constituer une variété du menton de galoche. La même chose arrive si l'obliquité porte sur la rangée supérieure, et si elle a lieu en arrière : les dents d'en haut passent alors derrière celles d'en bas, ce qui n'est pas moins disgracieux.

Les variétés de direction du second ordre, celles, en un mot, qui dépendent du rapport vicieux des arcades dentaires entre elles, sont désignées sous les noms de *proéminence*, de *rétroïtion* et d'*inversion*. Dans la première, les dents antérieures de l'une ou des deux arcades à la fois sont très-obliques et saillantes en avant : les dents paraissent alors très-longues, et les arcades alvéolaires ont réellement suivi leur direction, si elles ne l'ont pas elles-mêmes décidée. La rétroïtion est une difformité opposée à la première : chez les sujets qui en sont atteints, on remarque que les dents antérieures se sont dirigées en arrière, en suivant le retrait que semble avoir éprouvé dans ce sens la mâchoire à laquelle elles appartiennent. Enfin, l'inversion a lieu lorsque, les mâchoires étant rapprochées, l'inférieure dépasse notablement elle-même la supérieure : c'est ce qui constitue directement le menton de galoche.

De tout ce qui précède, il résulte évidemment que les obliquités diffèrent de la proéminence et de la rétroïtion, en ce que, dans les premières, les dents offrent une implantation régulière au bord alvéolaire, en avant, en arrière, ou sur les côtés duquel elles se sònt seulement inclinées, tandis que, dans les secondes, cette implantation est plus ou moins irrégulière : les unes, en effet, sont placées en avant, les autres en arrière ; quand ce sont seulement les deux canines de l'arcade supérieure qui proéminent, la rangée prend la disposition carrée qui se remarque chez les animaux carnassiers.

Enfin, de la combinaison ou de l'existence simultanée de plusieurs ou de toutes les difformités dont nous venons de tracer l'esquisse, et d'établir la classification, résulte une disposition qu'on nomme engrènement. C'est un des états vicieux les plus tenaces que l'art ait à vaincre ; quelques dentistes même, effrayés des obstacles qui l'entourent, dans la généralité des cas, et de la multiplicité des moyens qu'il exige, le regardent comme irréparable, ou refusent d'en entreprendre le redressement.

Telles sont les principales difformités de l'appareil dentaire. Nous avons particulièrement insisté sur celles que notre expérience personnelle nous a démontrées pouvoir être sans peine corrigées.

SECONDE PARTIE.

CHAPITRE PREMIER.

Considérations générales sur la valeur de ces moyens.

1° Remplacer les dents perdues par des pièces factices, plus ou moins propres à les imiter et à remplir leurs usages, n'est certainement pas un art nouveau. On trouve, en effet, dans les écrits d'un grand nombre d'auteurs anciens, comme l'a si bien démontré M. Duval, des preuves qui attestent, d'une manière incontestable, que de tout temps les peuples civilisés ont cultivé cet art, et reconnu l'importance des services qu'il est destiné à rendre.

Mais s'il n'est pas douteux que les anciens eussent des notions déjà exactes sur la confection et l'arrangement des pièces de denture artificielle, rien ne prouve précisément qu'ils

connussent la manière de redresser les dents
que des circonstances naturelles ou acciden-
telles ont forcées de s'écarter de la place qu'elles
doivent occuper. Ce qu'il y a d'à peu près certain, c'est que, dans les divers traités généraux
de chirurgie qui ont précédé le siècle dernier,
tout ce qui se rapporte aux dents se borne aux
moyens de combattre quelques-unes de leurs
maladies, et à divers procédés opératoires qui
se rattachent naturellement à ces moyens ; mais
rien, ou du moins rien de précis n'est consacré à cette partie de notre art, qui, entre les
mains de quelques praticiens expérimentés et
adroits, a déjà donné de si brillants résultats.

Fauchard est encore le premier auteur qui
ait écrit à ce sujet. Néanmoins, les préceptes
qu'il donne sont loin d'avoir le caractère ar-
rêté, et conséquemment pratique, dont sont
empreintes toutes les autres parties de son ouvrage. Ils se réduisent à la luxation de la dent
déviée, au moyen du pélican, et à sa fixation
dans sa nouvelle place par des fils et la plaque
d'argent. Si cette manière de redresser les dents
brusquement, et d'un seul temps, a pu avoir
quelque succès entre les mains de Fauchard,

ce que semblent attester les quelques observations qu'il donne à l'appui de sa méthode,
elle a dû nécessairement bien peu satisfaire les
auteurs qui, depuis, ont écrit sur la chirurgie
dentaire, puisque tous ou la réprouvent complétement, ou ne conseillent de l'employer
qu'avec une timidité peu propre à en répandre
l'usage, ou pour mieux dire, suffisante pour en
détourner tout le monde.

C'est ainsi que M. Duval conseille (ouvrage
cité, page 56) d'être très-circonspect dans
l'emploi d'un semblable moyen; « car, dit-il, si
le succès du moment parle en sa faveur, combien de bouches plus tard ont eu à s'en plain-
dre. » Laforgue (*Théorie et pratique de l'art du
dentiste*, page 371) doute même tout à fait de
la possibilité de ramener les dents en ligne par
une manœuvre violente, quelque bien dirigée
qu'elle soit, « parce que la force à employer
fera casser la dent, ou l'extraira plutôt que de
faire fléchir l'alvéole pour se prêter à la marche qu'on se propose. » Enfin, il n'est pas jusqu'à Maury (page 201) qui ne reconnaisse
que la luxation d'une dent, exécutée pour son
redressement, constitue « une opération qui

ne doit être faite, à la rigueur, que par un dentiste très-habile, parce qu'elle n'est pas sans inconvénient ; qu'on peut, par cette manœuvre , non-seulement meurtrir , déchirer les gencives, briser le périoste alvéolaire, fracturer les alvéoles, mais encore casser la dent que l'on veut redresser ; qu'il peut même arriver qu'on en fasse l'extraction malgré soi. » Quant à M. Delabarre, il se contente de déclarer que « cette opération demande de la prudence et de la hardiesse de la part du chirurgien, ainsi que du courage de celle du patient. »

L'espèce de proscription à laquelle est aujourd'hui, à juste titre, vouée la luxation des dents, comme moyen de redressement, est basée sur une connaissance plus approfondie de l'union intime qui existe entre une dent et son alvéole, et sur la crainte qu'on doit nécessairement avoir que tout ce qui pourra non-seulement détruire, mais même affaiblir cette union, ne conspire contre la vie de la dent, et ne la réduise à l'état d'un corps étranger, qui tendra sans cesse à être expulsé. De là découle le précepte qui impose comme un devoir rigoureux, dont personne ne doit s'écarter,

l'obligation de ne chercher nos moyens de redressement que parmi les puissances qui agissent avec une lenteur capable de permettre à
l'alvéole de suivre en tous points le mouvement
imprimé à la dent, sans cesser un seul instant
de s'adapter exactement sur elle.

De simples ligatures fixées aux dents voisines de celles qu'on veut redresser suffisent-
elles *toujours*, comme le pense Maury (p. 199),
et *dans la plupart des cas*, ainsi que le croit
M. Taveau (ouvrage cité, page 103), pour obtenir le résultat qu'on désire? Non sans doute.
Si cette ressource est quelquefois employée
avec succès, il est prudent d'être averti que,
dans un grand nombre de circonstances, elle
serait impuissante, et qu'elle aurait alors l'immense inconvénient de dégoûter la personne
sur laquelle on en aurait fait l'essai infruc-
tueux. L'appréciation rigoureuse de la difficulté à vaincre est la mesure exacte de la force
que doit avoir la puissance à employer : c'est
ce que nous établirons bientôt, en examinant
chacun des cas en particulier, et en citant des
exemples à leur appui.

Remarquons, néanmoins, que de deux puis-

sances, dont l'une agira par degrés sensibles,
et avec une certaine promptitude, et l'autre
insensiblement, mais sans aucune interruption, cette dernière est toujours préférable,
parce que, s'accommodant mieux à la résistance élastique de l'alvéole, non-seulement,
comme je viens de le dire, elle n'exposera jamais à rompre ou à comprimer les vaisseaux
ou les nerfs qui entretiennent la vie dans la
dent, mais elle donnera à la partie du bord
alvéolaire sur laquelle s'effectuera la pression
le temps de s'affaisser, et à la partie opposée,
celui de revenir sur elle-même.

Pour bien apprécier l'influence que certaines puissances, peu actives en apparence,
mais employées longtemps et sans interruption, exercent sur la direction des dents, qu'on
se rappelle ce que nous savons de la part que
prennent les lèvres, les joues et la langue, par
leur mutuelle opposition, à la direction verticale des dents chez l'homme. Lorsque les lèvres
sont détruites, en effet, les dents se dirigent
en dehors, tandis qu'elles s'inclinent en dedans lorsque la langue est enlevée, ou seulement diminuée de volume. Ce fait, qui a une

grande valeur pour le sujet que nous traitons,
est rendu très-sensible chez les personnes affectées d'un bec-de-lièvre. Quand la perte de
substance, ou la division qui constitue cette
maladie est considérable, on voit les dents qui
lui correspondent faire une saillie en avant;
et ce qui prouve incontestablement que c'est
bien le défaut d'équilibre entre les puissances
au milieu desquelles sont placées ces dents,
c'est qu'elles reviennent le plus ordinairement
à leur place naturelle, sous l'influence de la pression qu'exercent les lèvres sur elles, quand on a
pratiqué l'opération appropriée à cette maladie, et que même elles rentrent plus que chez
les personnes dont la lèvre n'a jamais été di-
visée. Ce phénomène trouve une facile explication dans le rétrécissement de la lèvre, suite
inévitable de l'opération.

2° Quoi qu'il en soit, en réduisant à leur véritable mode d'action les moyens de redressement
usités dans la chirurgie dentaire, on trouve
qu'ils agissent comme compresseurs, c'est-à-
dire en repoussant les dents vers la ligne qu'elles
devraient naturellement occuper, ou comme
attracteurs, c'est-à-dire en les attirant du côté

de cette ligne ; en un mot, dans les premiers,
la puissance tend à éloigner la dent du point
d'appui, dans les seconds, au contraire, elle
tend à l'en rapprocher.

Le plus ordinairement, ces deux ordres de
moyens sont employés successivement ou simultanément, même pour un seul cas, et encore un cas simple, comme nous le verrons
bientôt. Mais qu'on n'oublie jamais que le résultat désiré est toujours d'autant plus aisément et plus sûrement obtenu, qu'on emploie
des puissances plus élastiques, qu'on prend
des points d'appui sur des dents plus résistan-
tes, c'est-à-dire moins susceptibles d'être en-
traînées que celles auxquelles on veut faire
changer soit de place, soit simplement de direction, et suivant aussi qu'on a su prélimi-
nairement ménager à la dent qu'on veut ramener un espace convenable.

Ce dernier point, celui qui est relatif à l'espace, est même un des plus importants ; c'est
du moins celui qui doit avant tout fixer l'attention de l'opérateur ; car il est évident que
la dent ne rentrera franchement en ligne que
d'autant qu'elle pourra s'y placer. Or, quand

la place lui manque, il y a trois manières de la lui procurer : 1° en diminuant sa largeur par la lime appliquée sur ses côtés ; 2° en enlevant une ou même deux dents, pour faire un vide suffisant pour la recevoir ; 3° en éloignant quelques dents du point qu'elle doit venir occuper, ou, en d'autres termes, plus appropriés à une description mathématique, en agrandissant le cercle au pourtour duquel elle doit venir se ranger.

La première de ces trois manières de procurer de la place, et qui consiste à limer la dent qu'on veut ramener, ou ses deux voisines, ne peut guère être employée que dans les cas où l'on n'a besoin que d'un léger espace, parce que, tout en reconnaissant que cette opération, comme nous le démontrerons bientôt, n'a pas les suites fâcheuses qu'on lui suppose trop généralement, on est aussi obligé de reconnaître que la prudence lui impose des bornes qu'on ne saurait franchir sans danger. Les personnes étrangères à l'art sont d'ailleurs rarement assez convaincues de son innocuité pour se soumettre sans répugnance à son emploi.

La seconde manière, qui repose sur l'évulsion d'une ou de plusieurs dents, est assez prompte, et donne pour résultat un espace toujours plus grand que celui qu'on eût obtenu en limant les dents, même jusqu'aux dernières limites prescrites par la prudence. Elle est surtout employée pour les cas d'obliquité en avant, dans lesquels la dent a offert une tendance à entraîner avec elle le bord alvéolaire qui la reçoit ; mais elle constitue, ainsi qu'on doit le prévoir, une opération toujours assez douloureuse pour engager bien des personnes à ne pas chercher à acheter à ce prix la guérison d'une difformité qui ne serait pas très-incommode.

La troisième manière, qui consiste à agrandir le cercle alvéolaire, en imprimant une marche excentrique à quelques dents, est assurément préférable aux deux autres ; mais elle est quelquefois plus spécieuse en théorie qu'exécutable en pratique. On conçoit, en effet, que repousser une ou plusieurs dents de quelques lignes, ne doit pas être chose très-facile, et exige l'emploi d'une puissance assez forte. Je l'ai cependant mise plusieurs fois à contri-

bution avec succès ; mais je crois pouvoir affirmer par expérience que les praticiens qui
ont publié assez récemment (voyez la *Gazette
des hôpitaux* des 5 et 7 mars 1839) des observations de redressement des dents, dans
lesquelles ce moyen a été mis en usage, se sont
fait la plus complète illusion, quand ils ont cru
avoir agrandi de huit lignes, par exemple, en
trois mois, l'espace qui sépare d'un côté à
l'autre les grosses molaires de la mâchoire supérieure. Qui veut trop prouver souvent ne
prouve rien ; car le vrai, dans quelques cas,
peut ne pas être vraisemblable.

3° Pour les appareils de redressement en
eux-mêmes, ils doivent être aussi simples que
possible : d'abord, pour que leur véritable
manière d'agir n'échappe pas à l'esprit de l'o-
pérateur, et qu'ils n'agissent dans un autre sens
que celui qu'il a en vue ; ensuite, pour qu'ils
ne gênent pas la bouche de l'opéré, et ne fatiguent pas sa patience avant le temps nécessaire au succès complet. Ce sont le plus ordinairement des fils et des plaques, ou bandeaux
métalliques, et assez souvent les uns et les autres, dans des combinaisons variables, suivant

le goût et l'expérience personnelle du dentiste, mais surtout suivant la nature particulière de l'indication qui se présente à remplir. Disons quelques mots des diverses substances qui forment la base de ces appareils, substances qui, bien que parfaitement connues de la plupart des praticiens, ont néanmoins besoin d'être étudiées à part pour le sujet qui nous occupe.

Nous savons tous que les fils ou ligatures employés dans la chirurgie dentaire, pour être appliqués sur les dents, sont empruntés aux trois règnes de la nature : au règne végétal, comme les ligatures de chanvre et de lin ; au règne animal, comme tous les fils de soie ; au minéral, comme ceux d'or et de platine tréfilés à différentes grosseurs. De ces trois espèces de ligatures, les deux premières sont à peu près, on pourrait même dire, doivent être exclusivement employées, et cela, pour deux raisons : d'abord, c'est que leur flexibilité permet de les contourner très-aisément autour des dents sur lesquelles elles sont obligées de porter ; ensuite, c'est que, se gonflant par le fait même de l'humidité, elles acquièrent, en se raccourcissant, la qualité que nous avons reconnue comme indispensable aux agents directs de redressement, l'élasticité. C'est précisément cette qualité qui les fait généralement rejeter dans la prothèse dentaire, comme moyens de maintenir les pièces qui ont besoin d'être fixées d'une manière invariable, parce que, les tiraillant sans cesse, elles tendraient toujours à les déplacer.

Des ligatures de chanvre, de lin ou de soie : ces dernières sont toujours préférables, parce qu'elles joignent à la possibilité d'une parfaite égalité de grosseur dans tous leurs points, une force suffisante pour résister aux tractions nécessaires à l'entraînement de la dent. Préparée sous forme de ce qu'on appelle *cordonnet écru*, la soie a l'avantage de s'altérer moins promptement dans la bouche que les ligatures faites avec la soie ordinaire, et de se raccourcir davantage, suivant son degré de torsion. On conçoit facilement, d'après cela, pourquoi il faut s'abstenir, dans l'espèce, de se servir de ce que nous appelons la *racine chinoise* et le *fil de pite :* la première, quoique soie écrue, a perdu son élasticité par l'étirage et sa préparation avec la résine copal ; le second, qui est aussi un produit du ver à soie, a été rendu imperméable, et, par conséquent, incapable de s'imprégner d'humidité, et de devenir élastique.

Les ligatures métalliques, ayant l'inconvénient d'être privées d'élasticité, et d'exercer sur les dents une compression qui peut d'autant plus vite les user, qu'on est obligé de les serrer de jour en jour, suivant le succès obtenu, c'est-à-dire suivant qu'elles avancent davantage vers le point qu'elles doivent occuper, sont à juste titre rejetées. La précaution que l'on pourrait avoir de placer entre elles et les dents des colliers de soie ou de toute autre substance, ne pourrait qu'atténuer, mais non effacer complétement leurs inconvénients. Je rapporterai plus tard une observation qui met cette vérité à découvert.

Quant aux plaques ou bandeaux, elles sont toujours en or; l'argent et le platine sont aujourd'hui bannis de leur composition. Elles servent de points d'appui aux ligatures, ou bien elles agissent en pressant, soit par elles-mêmes, soit par des ressorts de diverses sortes. Dans le premier de ces deux ordres de plaques, celles qui agissent en pressant par elles-mêmes, vient se placer l'appareil nommé *plan incliné*, dont la chirurgie dentaire est redevable à M. Catalan. Cet ingénieux instrument, que chacun de nous a été à même d'apprécier et d'admirer dans sa puissante action, se résume en une espèce de capsule, ou gouttière métallique, emboîtant ordinairement plusieurs dents, et se terminant par une sorte de chapiteau, sur la pente duquel les dents de la mâchoire opposée viennent faire un effort de pression par l'occlusion de la bouche. Des exemples donneront, de ces divers appareils, une idée plus fixe, et, par conséquent, plus facile à saisir que les descriptions les plus détaillées.

Enfin, il me reste à dire ce que je pense de l'obligation dans laquelle se croient la plupart des dentistes, de n'entreprendre aucune opération de ce genre chez des sujets ayant passé l'âge de l'adolescence, c'est-à-dire âgés de plus de vingt ans. Eh bien! je n'hésite point à déclarer que l'opinion sur laquelle est fondée cette prétendue obligation est une erreur.

Sans doute il serait contraire à la raison

de ne pas admettre que les organes, et notamment les os, étant d'autant moins résistants que le sujet est plus jeune, il ne sera pas plus aisé de redresser une dent déviée chez un enfant que chez un adulte. Mais, d'un autre côté, quand on connaît la promptitude avec laquelle les dents déjetées en avant, dans les cas de bec-de-lièvre, rentrent en ligne chez des individus opérés à vingt, vingt-cinq, et même trente ans, on est forcé de convenir que non-seulement il ne peut y avoir aucun danger, mais encore qu'il y a de grandes chances de succès à tenter de redresser des dents sur des sujets qui ont passé la jeunesse. L'expérience m'a plus d'une fois démontré que l'art était à cet égard plus puissant, et la nature plus docile qu'on ne l'avait généralement cru.

CHAPITRE II.

Des vices de conformation provenant des dents
en partieulier.

---

§ Ier.

*Des dents trop serrées ou trop longues,
et des sur-dents.*

Quelque opinion qu'on puisse avoir sur le
genre de beauté propre aux dents, on ne peut
cependant disconvenir que celles qui sont tellement pressées les unes contre les autres,
qu'elles se touchent par tous les points de
leurs côtés correspondants, ne soient dans une
position plus défavorable à leur conservation,
que celles qui, sans être très-visiblement écartées, ne se touchent cependant pas directement. L'opinion qu'on s'est formée à cet égard
est basée sur un trop grand nombre de faits
pour qu'on puisse la contester; aussi est-elle
généralement admise.

Mais si l'on est à peu près d'accord sur le

fait en lui-même, on est loin de lui attribuer la même cause, ou de l'expliquer de la même manière. Les personnes étrangères à la science, et même encore un assez grand nombre de dentistes, se contentent, les premières, de croire, et les seconds, de dire que les dents trop serrées se carient plus aisément que les autres, d'abord parce que, retenant plus facilement dans leurs interstices les particules alimentaires, ou ne pouvant que difficilement en être débarrassées, elles prennent promptement part au mouvement habituel de décomposition, même de putréfaction, dont ces particules deviennent en peu de temps le siége ; ensuite parce que, se touchant en tous points, la carie qui se développe dans l'une se communique bientôt à sa collatérale.

Les dentistes, au contraire, qui, à l'exemple de M. Delabarre, regardent avec raison les dents comme jouissant des propriétés de la vie, et soumises, ainsi que tous les autres organes, quoique à un faible degré, aux lois de la circulation et de la sensibilité, rejettent l'explication précédente, comme inapplicable à des parties vivantes. Ils pensent que la cause de la carie des dents trop serrées réside tout entière dans la compression, qui détermine la nécrose de quelques portions de l'émail, de la même manière que l'extrémité d'un doigt serré avec une corde meurt, ou que « deux branches d'arbre fortement pressées l'une contre l'autre s'altèrent et se carient. »

Qu'on adopte cette dernière explication, ou la première, il n'en est pas moins certain que, quand on n'a pu prévenir, lors de l'éruption des dents, la vicieuse disposition que nous signalons, et surtout quand elle est portée au point que les dents de devant, sans dévier sensiblement de côté, sont cependant tellement accolées, qu'elles chevauchent légèrement l'une sur l'autre, il est nécessaire de la corriger. L'art possède pour cela deux moyens, mais dont l'emploi n'est pas indifférent, parce que chacun a ses propres indications. L'un consiste à profiter de quelque écartement que pourraient laisser entre elles les dents postérieures, pour y attirer chacune des dents trop serrées; ou si, à la rigueur, cet écartement n'est pas suffisant, à en créer un par l'évulsion d'une petite molaire, et à y diriger les dents qu'on veut écarter par l'un des procédés que j'indiquerai pour les dents déviées latéralement. L'autre moyen, et, à vrai dire, le seul applicable aux cas d'accolement des dents déterminé par leur trop grande largeur, consiste à les séparer légèrement avec la lime.

Bien des personnes ont malheureusement, pour l'emploi de la lime, une répugnance fondée sur ce que, l'émail protégeant la substance osseuse de la dent contre tout agent extérieur capable de l'impressionner défavorablement, l'intégrité de cette enveloppe est une condition indispensable à la conservation de l'organe qu'elle recouvre.

Prise dans ce dernier sens surtout, cette opinion est un préjugé contre lequel déposent à la fois le raisonnement et l'expérience : le raisonnement, en démontrant que la principale destination de l'émail semble être de rendre plus difficile l'usure des os qui n'en sont que recouverts chez l'homme, mais qui l'admettent dans l'intérieur même de leur substance chez les animaux destinés à vivre de végétaux très-résistants ; l'expérience, en prouvant que des dents rompues dans une chute ou autrement, et des dents sur lesquelles on a détruit avec la lime la rugine ou le burin, soit des aspérités, soit des parties affectées d'une carie provenant de causes extérieures, peuvent se conserver très-longtemps dans un état de parfaite intégrité.

Ainsi donc, on doit admettre en principe que toutes les fois que des dents, surtout des dents de devant, seront tellement serrées entre elles, que leurs couronnes se déborderont un peu, sans néanmoins que leurs racines aient dévié de la ligne qui leur est naturelle, on pourra, on devra même les séparer légèrement au moyen de la lime. Conduit habilement, et employé dans des conditions convenables, cet instrument n'a pas les dangers qu'on se plaît à lui supposer, et peut placer des dents contre lesquelles conspirait leur disposition naturelle dans un état très-favorable à leur conservation. Mais il ne faut pas oublier qu'on doit s'abstenir de limer des dents qui n'auraient d'autre inconvénient que de se toucher légèrement.

Si l'accolement trop intime de toutes les dents, mais particulièrement de celles de devant, est un vice de conformation qu'il faut corriger, surtout quand il est porté à l'excès, il en est de même de celles qui dépasseraient les autres en longueur. Ces dents n'ont pas seulement l'inconvénient d'être d'un aspect fort désagréable, mais, heurtant sans cesse les correspondantes de la mâchoire opposée, elles les fatiguent « et y déterminent un sentiment douloureux, qui attire bientôt une phlegmasie du périoste ou du ganglion central, d'où naissent divers accidents. » (Delabarre, p. 160.)

La lime sert à niveler ces dents, qui ne se carient jamais après cette opération, à moins que la pulpe dentaire, autrement dit le ganglion, n'ait été mise à découvert. Si le contraire arrivait, il faudrait en chercher la cause dans une disposition particulière du sujet, parce que là où la section a été faite, il se forme une nouvelle sécrétion de matière concrescible plus dure que le reste de l'ivoire, véritable cicatrisation osseuse, comme on l'a dit, propre à tenir en grande partie lieu de l'émail. Bien plus, quand la cavité centrale se trouve accidentellement ouverte, la nature fait les frais de son occlusion par la formation d'une matière pierreuse, dont on trouve les traces sur certaines dents fortement usées ; ce qui n'en fait pas moins une règle impérieuse au dentiste de ne jamais diminuer une dent au point d'arriver à cette cavité.

On est même souvent obligé d'opérer la même dent à plusieurs reprises, parce que, en voulant la mettre de niveau en une seule fois, beaucoup de personnes ne pourraient suppor-ter l'agacement qu'occasionne l'effet de la lime quand elle atteint une certaine épaisseur. Quelques-unes, en effet, éprouvent une irri-tation dont elles ne peuvent se rendre compte ; d'autres, une douleur locale et une agitation nerveuse qui se répand dans tout le corps. C'est alors, comme le fait observer Maury, qu'il faut cesser l'opération, pour ne la repren-dre que quelques mois après, et continuer ainsi jusqu'à ce que les dents qu'on lime se trouvent au niveau des autres.

A l'aide de cette précaution, on peut en li-mer une assez grande partie, ce qu'il serait impossible de faire en une seule fois, à moins d'occasionner des douleurs qui pourraient se renouveler à la plus légère impression de froid ou de chaud, même plusieurs mois après. En laissant un intervalle entre chaque opération, on donne le temps à l'émail, ou à la substance osseuse mise à découvert, de s'accommoder aux impressions de l'instrument. Si cependant on voulait limer une assez grande portion de dent d'un seul trait, on pourrait essayer de le faire; mais alors il faudrait cautériser à mesure que la sensibilité se développerait; et il ne faut pas s'effrayer de la cautérisation : elle est, en effet, employée tous les jours avec succès pour arrêter les caries dentaires.

Quant aux sur-dents, c'est-à-dire aux dents qui sont directement devant ou derrière les autres, et complétement en dehors de la ligne normale, qu'elles soient surnuméraires ou non, comme elles occasionnent toujours une grande difformité quand elles sont en avant, et une grande gêne quand elles sont en arrière, leur extraction est une nécessité à laquelle on a de la peine à se soustraire. J'ai vu, sur une mâchoire inférieure, entre l'incisive latérale et la canine de remplacement, une seconde canine, que sa forme, sa couleur, attestaient évidemment être une dent de lait persistante, déterminer une profonde ulcération de la langue, qui eut de la peine à se cicatriser, même après l'évulsion de cet ostéide surnuméraire. Il est bon toutefois de faire observer que cette extraction est une opération qui exige d'assez grandes précautions; car la cloison alvéolaire qui sépare ces sur-dents des dents qu'on doit respecter est quelquefois si mince, qu'on peut la faire éclater. Mais tout ce qui concerne cette opération serait ici déplacé.

§ II.

Déviations des dents en avant en en arrière.
(Obliquités antérieures et postérieures.)

Les dents primitives ou temporaires présentent assez rarement les dispositions vicieuses que nous savons être appelées *obliquités*, et dans lesquelles les dents se sont simplement écartées, par leur couronne, de la rangée dont

elles font partie, sans avoir cessé d'être implantées au bord alvéolaire. Quand les dents
de cette espèce en sont atteintes, ce qui peut
arriver surtout lors du développement précoce
de leurs remplaçantes, qui les chassent alors
et les font dévier, tout ce qu'il y a de mieux à
faire à leur égard, c'est de les extraire; leur
présence ne pouvant qu'être incommode et
nuisible, toutes tentatives de redressement
deviendraient inutiles, et seraient irration-
nelles.

Nous savons aussi que, parmi les dents permanentes, celles qui occupent la partie antérieure de chaque mâchoire sont plus susceptibles de se déjeter que celles qui occupent la
partie postérieure, et nous avons trouvé la
cause prédisposante ou indirecte de ce fait dans
le développement inverse, en grosseur, de leur
couronne et de leur racine, qui, donnant aux
agents capables de les faire dévier plus de prise
sur la couronne que leur racine fusiforme
n'offre de résistance, leur laisse plus aisément
exécuter le mouvement de bascule en vertu
duquel elles dévient. Quant aux causes direc-
tes des obliquités, on les trouve dans un dé-

faut de rapport convenable entre le volume des dents et l'espace qu'elles doivent occuper, dans la chute trop tardive de quelques dents primitives ; la présence d'une dent quelconque qui rétrécit l'espace que devrait occuper celle qui pousse ; l'existence d'une dent surnuméraire ; quelque maladie du bord alvéolaire, etc.

Lorsque l'obliquité en avant ne frappe que sur une dent, les moyens de redressement sont simples, et en général faciles à combiner ; l'espace nécessaire à son retour dans la rangée, dont sa déviation est venue rompre l'harmonie, est aisément obtenu. Supposons que ce soit une incisive centrale, il suffira alors, le plus ordinairement, de passer autour d'elle un cordonnet de soie écrue, primitivement fixé à la première ou à la deuxième grosse molaire, et dont la tension sera progressivement augmentée à mesure qu'elle s'avancera du but qu'elle doit atteindre : je dis primitivement fixé à la première grosse molaire, parce que, cette dent étant moins accessible à la main de l'opérateur que la dent déviée, il vaut mieux ne point avoir à déranger le bout de la ligature qu'elle supportera, et faire porter sur la dent oblique l'autre bout, au moyen duquel la constriction progressive sera exécutée.

Quant à la préférence donnée à la première grosse molaire sur l'une des petites molaires, elle m'est dictée par cette raison, qu'étant plus éloignée de la dent à ramener, la ligature aura plus de longueur, et n'en offrira que plus d'é-lasticité ; à ce motif, qui est encore plus mar-qué pour la canine, il faut ajouter que cette dernière, quoique offrant une racine plus lon-gue que les incisives, n'en est pas moins très-susceptible de dévier, et qu'elle n'offre pas un point d'appui aussi sûr que le croient beaucoup de dentistes qui n'ont point étudié cette ma-tière à fond.

L'importance que l'expérience m'a démon-tré devoir être attachée au choix des points d'appui m'a porté à les prendre presque tou-jours sur les grosses molaires ; et comme il est assez difficile, en général, de porter tout au-tour de ces dents des ligatures sur lesquelles on puisse compter, j'emploie un moyen fort simple, qui a des avantages trop évidents pour être contestés : c'est d'envelopper les deux premières grosses molaires d'un double cercle d'or plat, qui les embrasse exactement, à la manière des crochets qui servent à fixer certaines pièces de denture artificielle. A la partie antérieure et interne du cercle dans lequel se trouve enveloppée la première de ces deux dents, est soudé très-solidement un petit anneau destiné à recevoir l'anse de la ligature, dont les deux bouts sont alors ramenés en avant, pour être noués, ou bouclés sur la dent à ramener. Voyez, figure 1re, le dessin d'un petit appareil au moyen duquel j'ai ramené, en moins d'un mois, une incisive latérale gauche de la mâchoire supérieure, sur une jeune personne de dix-huit ans, dont elle repoussait très-disgracieusement la lèvre en avant.

Quand, au lieu d'une seule dent, il y en a deux ou plusieurs à ramener, cet appareil n'offrirait peut-être pas toute la solidité requise. Alors il vaut mieux en faire un second parfaitement semblable, et lui faire partager l'effort de la traction que le point d'appui est toujours obligé de supporter. Mais alors, comme on le pense bien, la puissance devant avoir une force double, on rapprochera son point d'insertion en arrière des dents à ramener. La figure 2 peut donner une idée de ce moyen, appliqué, par exemple, aux incisives centrales.

Cet appareil suffirait bien à forcer les deux incisives centrales à rentrer dans la ligne dont elles se sont écartées ; mais nous admettons toujours qu'il y a place suffisante pour les recevoir. C'est cependant ce qui arrive le plus rarement ; car très-souvent, à mesure que les incisives centrales obliquent en avant, les incisives latérales, ou viennent anticiper sur leur place latéralement, ou se portent en arrière. Dès lors toutes les tentatives faites dans le but de faire rentrer les premières seraient vaines, si on ne cherchait pas en même temps à faire ressortir les secondes. Je me suis plusieurs fois servi avec un plein succès d'un appareil propre à remplir cette double indication.

Cet appareil ressemble au bandeau dont se servait Fauchard, et dont se sont servis, depuis lui, la plupart des dentistes, pour attirer en dehors des dents déjetées en dedans de la bouche. Mais je l'ai rendu fixe dans ses points d'appui du côté des molaires, et je l'ai approprié à deux usages. Il se compose, comme on le voit par le dessin portant le n° 4, des deux crochets, qui sont destinés à embrasser exactement les molaires. Sur la face externe de chacun de ces crochets, est soudée une bande d'or qui suit le contour de la face extérieure des dents. Au niveau de la partie qui correspond aux incisives centrales, cette bande est percée de deux trous qui reçoivent deux petites vis, et en face des incisives latérales sont aussi des trous destinés à donner passage à des cordonnets de soie fortement serrés autour de ces dents. Pour peu alors qu'on fasse avancer les vis, elles pressent sur les incisives centrales ; mais, comme ces dernières cèdent difficilement, le bandeau se tend, et exerce conséquemment sur elles une action rénitente en sens contraire de celle qui attire en dehors les incisives latérales, ou même les canines, si on avait affaire à elles.

Cet appareil a été mis en place, et dessiné de manière à bien faire comprendre son action ; mais, appliqué sur la personne, le bandeau est beaucoup plus rapproché de la face externe des dents latérales, et les vis de pression sont si peu volumineuses, qu'elles ne gênent en au-

cune façon les divers mouvements de la bouche, ni même son occlusion complète.

Je l'ai récemment appliqué sur la bouche
d'une jeune personne de dix-neuf ans, appar-
tenant à la famille de M. Rignoux, imprimeur
de la Faculté de médecine, et qui m'avait été
adressée par M. le docteur Pinel-Grandchamp.
Plusieurs dentistes distingués, auxquels cette
demoiselle avait été présentée, n'avaient pas
voulu tenter une cure que les vices de conformation trop prononcés de l'arcade dentaire supérieure leur faisaient juger impossible. (Voy.,
à la figure 3, le moule pris avant le traitement.)
Persuadé que les dents sont pendant longtemps
susceptibles de grands déplacements, j'entre-
pris ce que mes confrères avaient regardé
comme impraticable, et j'appliquai l'appareil
qui vient d'être décrit.

Quelque habitude que j'eusse de bien calculer la distance nécessaire, je ne m'aperçus
cependant que l'espace me manquerait qu'au
moment où les quatre incisives étaient sur le
point de se placer sur la même ligne. Je sentis
alors l'indispensable nécessité d'extraire la
première petite molaire, et, la jeune demoiselle

ayant consenti à ce sacrifice, j'en fis l'évulsion. Ensuite, attirant doucement la canine en arrière, par un cordonnet passé dans un autre trou du bandeau, j'obtins assez promptement la place convenable, et au bout de deux mois le redressement de la bouche était complet. M. Pinel-Grandchamp a constaté ce résultat, et a bien voulu prendre la parole, à une des réunions de la Société médicale du douzième arrondissement, pour confirmer mes assertions, lorsque je fis part de cette observation à cette société, et lui fis voir les moules que j'avais pris avant, pendant, et après le redressement. (On trouvera, figure 5, le dessin du moule pris après le traitement.)

On aurait tort de croire que, une fois les dents ramenées à la direction normale, tout traitement soit terminé. Il faut les maintenir longtemps dans la place qu'on leur a assignée, pour qu'elles y acquièrent la solidité convenable, surtout si la marche qu'on leur a fait suivre a été un peu considérable. Dans le fait remarquable que je viens de citer, j'ai dû chercher un moyen sûr, et en même temps commode, pour assurer une consolidation qui

devait se faire attendre. J'ai employé à cet effet une petite bande de caoutchouc, fixée par
ses deux extrémités à des crochets embrassant
les molaires. Ce petit appareil, que je tiens du
docteur Lachaise, et sur lequel je reviendrai, a
complétement atteint le but que je me propo-
sais. (Voyez la figure 11.)

En examinant le dessin n° 4, il est facile de voir
qu'en supprimant les vis placées sur le devant,
et destinées à presser sur les incisives centrales,
cet appareil convient parfaitement pour attirer
au dehors toute dent de devant de l'une ou
l'autre mâchoire, qui se serait déjetée en dedans ou en arrière, comme on voudra.

Quelques personnes trouveront peut-être
que, tout en remplissant l'indication à laquelle il est destiné, cet appareil a cependant
l'inconvénient de repousser assez les lèvres,
pour trahir sa présence dans la bouche. Une
jeune dame, sur laquelle j'en avais fait l'application, sentant l'avantage de se soumettre
à un moyen dont l'action ne fût pas interrompue, et cependant obligée de ne pas sus-
pendre ses occupations journalières, qui l'as-
sujettissaient à parler au public, me pria de

chercher un procédé qui pût à la fois atteindre le même but, et se dissimuler complétement. Les dents qui, chez elle, avaient dévié en dedans, étaient les deux canines supérieures. Aux deux crochets de l'appareil représenté par la figure 2, je soudai une traverse courbée sur la forme de la voûte palatine, et de la partie la plus excentrique de cette traverse partait de chaque côté une vis, qui venait exercer une forte répulsion sur les dents déviées. Ce moyen procura le résultat désiré.

Je dois à la complaisance de M. Samson, fabricant d'instruments de chirurgie, rue de l'École-de-Médecine, un petit appareil fort ingénieux, pour repousser en dedans les deux incisives centrales, et attirer au dehors les deux canines. Cette petite machine, d'un aspect assez séduisant, consiste en un arbre de vis reçu dans une plaque d'or, taraudée dans son milieu. Mis en rotation par une clef de montre, cet appareil, en pressant la plaque taraudée contre la surface antérieure des dents déviées en avant, attire en même temps en sens contraire une autre plaque, située à la face postérieure des dents déjetées en arrière. J'ai modifié ce petit instrument, en remplaçant le bandeau postérieur par deux crochets, qui viennent saisir en arrière les dents qu'il faut reporter en avant. Cette machine, dont l'action est aussi puissante que facile à graduer, ne m'a cependant jamais été d'un grand secours, non qu'elle ne remplisse pas parfaitement l'indication, mais c'est que la présence, entre les deux rangées dentaires, de la vis et des deux tiges qui tiennent aux crochets, est extrêmement gênante, et dégoûte bien vite la personne condamnée à la porter. J'en donne cependant le dessin, figure 6, et je pense qu'en le modifiant, cet appareil pourrait obtenir de meilleurs résultats.

§ III.

Déviation des dents par côté et par pivotement.
(Obliquités latérales et par rotation.)

La première de ces deux espèces de déviations, l'obliquité latérale, est assurément aussi commune que celles qui s'effectuent soit en avant, soit en arrière. On ne peut néanmoins disconvenir qu'elle ne soit beaucoup moins incommode, car tout se borne à peu près à la difformité qu'elle produit ; mais elle n'est pas susceptible de gêner les mouvements de la langue, comme l'obliquité en arrière, et de repousser, même d'excorier les lèvres, comme l'obliquité en avant.

Dans ce genre de déviation, la dent qui l'a éprouvé s'est déjetée latéralement, et est venue croiser sa voisine d'un quart, d'une moitié, et assez souvent des trois quarts de sa largeur. Quand on est consulté, dans cette circonstance, pour un enfant dont la seconde dentition n'est point achevée, on peut suivre l'exemple que donne Maury, qui s'exprime ainsi (page 73) : « Cet enfant, âgé de neuf ans, avait la grande incisive droite croisée de plus de moitié sur la gauche, et la moyenne (latérale) incisive, du même côté, qui croisait également sur la grande incisive. Nous fîmes l'extraction de la canine de lait ; et, après avoir attaché à la seconde molaire la moyenne incisive, celle-ci prit la place que nous désirions, et nous n'eûmes plus qu'à fixer la grande incisive à la se-

conde molaire, qui (la grande incisive évidemment), quinze jours après, fut entièrement dé-
croisée. Nous laissâmes la ligature, que nous
eûmes le soin de renouveler pendant trois
mois, afin de maintenir en place les dents auxquelles nous venions de donner une nouvelle
position. »

En citant cet exemple, nous devons cependant faire une observation importante : c'est
qu'il serait souvent très-imprudent de compter
que la petite molaire, même la seconde, qui
sort à un an d'intervalle environ avec la dernière incisive, pourra toujours offrir un point
d'appui assez solide pour attirer d'abord celle-
ci, ensuite l'incisive centrale, que sa racine maintient toujours solidement implantée.
D'ailleurs, il faut, dans ce cas, veiller avec attention à ce que l'incisive latérale ne vienne
pas anticiper sur la place de la canine, qui
percera évidemment dans le temps nécessaire
à l'opération, et qui, nous le savons, a une
grande tendance à se déjeter.

Les cas dans lesquels on est appelé pour des
enfants dont la deuxième dentition s'opère
ne sont malheureusement pas les plus com-

muns : on a plus souvent affaire à des jeunes gens dont la dentition est complétement achevée, et même quelquefois à des adultes. Les difficultés sont nécessairement alors plus grandes. Pour ce genre de déviation, les cordonnets sont les seuls moyens dont on puisse faire usage : on les fixe toujours aux grosses molaires, soit directement, soit au moyen des crochets qui forment les points d'appui de la plupart des appareils décrits précédemment. Quant à la manière de faire parvenir ces ligatures du lieu où est établi le point d'appui à la dent qui s'est déjetée latéralement, elle n'est pas aussi indifférente qu'affectent de le croire quelques praticiens, d'ailleurs fort recommandables.

Par exemple, M. Delabarre n'a-t-il pas évidemment trop bien auguré de la perspicacité des jeunes praticiens, et de la croyance des personnes étrangères à notre art, en supposant qu'il devait lui suffire, à ce sujet, de dire : « Je calcule l'action du fil de manière à ce qu'elle agisse exclusivement sur l'endroit où elle est nécessaire. » En effet, il semblerait, au premier abord, que tout se réduisît à tirer sur la dent en sens opposé à l'obliquité qu'elle a prise; mais quand on regarde les choses dans les détails indispensables à celui qui veut agir, mais agir rationnellement, on reconnaît que toutes les fois qu'une dent a dévié latéralement, en restant en ligne sur le bord alvéolaire, elle a toujours subi un léger mouvement de rotation, en vertu duquel un de ses bords, quand c'est une incisive, s'est porté en avant, et l'autre en arrière. De là, dans plusieurs circonstances, la nécessité de combiner l'action de la puissance attractive de telle sorte qu'elle attire la dent tout à la fois dans une direction opposée à l'obliquité purement latérale qu'elle affecte, et dans un sens contraire au mouvement de rotation, en vertu duquel un de ses bords a pu passer derrière ou devant sa voisine. Rendons cette vérité plus sensible par un exemple; supposons que l'incisive centrale gauche couvre en avant l'incisive centrale droite (voyez figure 7). Si, dans ce cas, on se contente d'attirer la dent déviée du côté gauche, par une ligature fixée aussi solidement que possible aux dernières grosses molaires, en faisant passer cette ligature derrière l'incisive latérale et la canine du même côté, il est évident qu'elle rentrera en ligne, ou, pour mieux dire, qu'elle cessera de couvrir la face antérieure de l'incisive centrale droite, au devant de laquelle elle était venue chevaucher; mais le bout de cette ligature, qui passera sur sa face antérieure pour gagner l'espace qui la sépare de sa voisine, pressera sur son bord externe, qu'elle fera encore plus saillir dans l'intérieur de la bouche. De là, la nécessité d'agir en sens contraire, c'est-à-dire en arrière de l'incisive qu'on veut ébranler, pour passer devant l'incisive latérale voisine. A cet effet, je passe primitivement un cordonnet de soie trois ou quatre fois autour de la dent oblique, en tournant de ma droite à ma gauche ; puis, de la face postérieure de la dent, je le conduis entre elle et sa voisine de gauche, pour le faire passer sur la face antérieure de celle-ci, et de là aller se fixer à un petit bouton soudé au côté externe du crochet qui embrasse les molaires gauches.

Malgré les soins qu'on prend pour redresser une dent déviée latéralement, il arrive souvent que, avec l'espace suffisant pour se loger, cette dent reste néanmoins en avant ou en arrière de la place qu'elle devrait occuper. On est alors obligé de la redresser en deux temps. Dans le premier, on procède comme nous venons de le voir, ou par tout autre moyen pouvant donner le même résultat; dans le second, on l'attire en avant ou en arrière, suivant le cas, par des cordonnets fixés sur les bandeaux, qui ont été décrits à l'occasion des obliquités antérieure et postérieure (voyez fig. 2 et 4). Quand on a affaire à l'une des deux incisives centrales supérieures, on reconnaît assez souvent, après l'avoir parfaitement ramenée dans sa direction naturelle, que son excès de largeur l'empêche de se loger complétement entre sa pareille et l'incisive latérale. Le seul parti à prendre, dans ce cas, c'est d'enlever avec la lime, sur chaque côté de la couronne, l'excédant, qui n'est souvent que d'une demi-ligne, et même moins.

Tout ce qui précède s'applique, comme on doit le voir, au cas le plus simple de déviation ou obliquité latérale. Mais il n'est pas rare que ce vice frappe sur plusieurs dents à la fois. Tantôt alors on voit l'incisive centrale d'un côté passer sur celle du côté opposé, et être elle-même en partie recouverte par l'incisive latérale, sur laquelle la canine est venue se déjeter; tantôt c'est l'incisive centrale, qui est venue couvrir la moitié, par exemple, de la face antérieure de celle du côté opposé, dont l'autre moitié est couverte par l'incisive latérale voisine; de telle sorte que la dent sur laquelle ses deux collatérales ont chevauché est en partie cachée derrière elles, comme dans le cas représenté par la figure 7.

Ici ce sont les incisives centrale gauche et latérale droite, qui viennent couvrir la face antérieure de la centrale droite.

C'est toujours sur les dents déviées que doivent porter les tractions, mais en sens opposé; et comme, après leur redressement, l'incisive centrale droite restera nécessairement en arrière, on agira sur elle ainsi que nous venons de le dire. J'ai rencontré ce cas un très-grand nombre de fois dans ma pratique, et j'ai toujours obtenu le succès le plus complet; j'ai même, dans ce moment, une occasion de l'observer avec une complication, qui consiste dans le chevauchement de l'incisive latérale gauche derrière l'incisive centrale. Le sujet ayant perdu la première petite molaire de ce côté, j'ai déjà pu très-facilement ramener l'incisive latérale, et j'ai la conviction de ramener les autres avec la même facilité.

Pour compléter ce qui a directement trait aux quatre genres d'obliquité, il nous reste à parler de celle qui s'effectue par le pivotement, la rotation de la dent, sans changement de place. Cette obliquité, pour être moins commune que l'obliquité latérale, et surtout que celle qui a lieu soit en avant, soit en arrière, se rencontre pourtant encore assez fréquemment. Il suffit de se rappeler la forme des racines des dents, en général, pour s'expliquer pourquoi le pivotement est impossible sur celles dont les racines sont multiples, et pourquoi il affecte de préférence les incisives, dont les racines uniques et fusiformes se prêtent au mouvement en vertu duquel il s'effectue. Les canines ont bien des racines également pivotantes, mais la forme de leur couronne offre moins de prise aux causes qui peuvent agir dans le sens de la rotation.

M. Delabarre s'exprime ainsi à l'égard de ce

genre de difformité (page 148) : « Lorsqu'une des six dents antérieures est entièrement tournée de devant en arrière, on peut lui faire exécuter un mouvement de rotation sur son axe, en appliquant dessus la couronne une espèce de *dé* moulé sur la forme exacte de cette dent, préalablement isolée des autres à l'aide d'une lime. » Quant au moyen d'imprimer à ce dé le mouvement nécessaire au pivotement, M. Delabarre n'en fait aucune mention ; mais l'examen de la gravure qui représente l'appareil, fait supposer que ce praticien se sert pour cela d'une espèce de petit crochet fixé, d'une part, à l'une des dents postérieures, et, d'une autre part, au dé lui-même, vers lequel il se termine par un petit ressort en spirale.

Si on s'en rapportait à la lettre même de cette phrase de M. Delabarre, nul doute qu'on ne regardât le limage d'une dent déviée par rotation comme le préliminaire obligatoire de son redressement. C'est pourtant une erreur, car cette opération est subordonnée à cette circonstance, que la place manquât : or, cette circonstance forme l'exception, et non la règle, aussi bien pour les dents déviées

par rotation, que pour celles qui se sont déjetées en avant ou en arrière. M. Delabarre a ensuite commis dans l'espèce une faute que com-
mettent journellement les praticiens : c'est de
croire qu'il suffise de tirer sur une dent par
une ligature fixée à celui de ses côtés qui est
opposé à la direction suivant laquelle s'opère
la traction, pour lui imprimer un mouvement
inverse à celui qui l'a portée dans la position
vicieuse qu'elle occupe. La plus simple réflexion, au défaut d'une connaissance approfondie des lois de la physique, aurait cependant
montré qu'un corps, sollicité par une puissance
qui agit de deux manières, cède dans une direction moyenne entre ces deux manières.

Or, une dent, attirée comme l'indique le
procédé de M. Delabarre, doit nécessairement
pivoter, mais aussi s'incliner du côté de l'insertion de la puissance; de telle sorte qu'en la
ramenant de front, on la fait *obliquer* latéralement. Le premier cas d'obliquité par rotation
qui s'est présenté à moi m'a démontré la vérité de cette assertion, et la portée qu'elle devait avoir dans la pratique. Voici comment je
me comporte dans cette circonstance : j'enve-

loppe ma dent d'un collier, qui en a exacte-ment la forme, et à la face interne duquel je fixe un petit crochet d'or, qui vient s'arrêter au bord libre de la couronne, et empêche le système de filer sous la gencive; enfin, à cha-que extrémité de l'ovale que forme ce collier, je soude un très-petit anneau. Supposons que la dent déviée soit une incisive centrale gau-che, comme dans le cas représenté par la fi-gure 8, je passe alors un cordonnet de soie dans le petit anneau qui est à l'extrémité pos-térieure du collier, et je le ramène sur la face antérieure de la dent, pour, de là, le fixer sur les molaires gauches; je passe un autre cor-donnet dans l'autre anneau qui est sur le devant du collier, et je le ramène sur la face posté-rieure de la dent, pour le fixer sur les molaires droites. Il est facile de comprendre que la dent n'obliquera ni à droite ni à gauche, parce que les agents de la traction se balançant, elle tournera en ligne droite sur son axe. Je puis montrer plusieurs exemples de redressements complets obtenus par ce procédé, bien différent de tout ce qui a été fait et dit à cet égard jus-qu'à présent.

Enfin, si je n'emploie pas le dé proposé par M. Delabarre, c'est que l'expérience m'a démontré qu'il y a toujours de l'inconvénient à soustraire complétement une dent à l'action de l'air. Dans cette position, en effet, son émail se ramollit, et la totalité de sa couronne ne tarde pas à s'altérer. Je préfère, pour cette raison, le petit collier dont je viens de parler.

CHAPITRE III.

Des vices de conformation provenant d'un défaut de développement ou de rapport des mâchoires.

§ Ier.

Saillie des dents antérieures en avant (proéminence).

Nous savons qu'on nomme proéminence une déformation de la face, qui résulte de la saillie en avant des dents antérieures, saillie occasionnée soit par la mauvaise direction que les dents ont prise en masse, et en entraînant dans leur obliquité la partie de l'arcade alvéolaire dans laquelle elles sont implantées, soit par un développement irrégulier de cette arcade, dont les dents ont nécessairement été obligées de suivre le mouvement de projection en avant.

Les deux mâchoires peuvent être affectées isolément ou simultanément de proéminence. Si la mâchoire supérieure est seule le siége de cette conformation vicieuse, il en résulte, indépendamment de l'aspect désagréable qu'elle imprime à la physionomie qui prend quelque chose de l'animal rongeur, il en résulte, dis-je, que, les dents ne rencontrant pas celles de la mâchoire opposée, il existe une brèche plus ou moins profonde, mais toujours assez prononcée pour mettre un grand obstacle soit à la mastication des aliments, soit à la prononciation d'un grand nombre de mots.

Si c'est, au contraire, la mâchoire inférieure qui est le siége de la difformité, outre la saillie qu'elle fait alors en avant, et qui constitue une variété de ce qu'on nomme vulgairement menton de galoche, les dents d'en bas, par leur face postérieure, usent la face antérieure des dents d'en haut, au devant desquelles elles glissent, et finissent assez souvent, comme je l'ai vu quelquefois, et comme j'en ai même, dans ce moment-ci, un exemple fort remarquable sous les yeux, par manger toute la couche émaillée, détruire l'os de la dent, en un mot, l'ivoire, et mettre la pulpe centrale, ou noyau dentaire, si près d'un contact direct avec les agents extérieurs, que le plus léger choc pourrait la découvrir, et que le moindre passage du chaud au froid, et du froid au chaud, place les dents dans un état d'agacement fort pénible et même de douleur insupportable. Chez la personne que je soigne pour cette difformité, et dont je viens de parler, la table antérieure des quatre incisives supérieures est tellement usée, que la cavité centrale est sur le point d'être ouverte, et que la malade est obligée de se garantir continuellement, avec un mouchoir appliqué sur la bouche, de l'impression de l'air froid.

Les exemples de cette déformation de la bouche sont infiniment plus communs parmi les Anglais que parmi les habitants d'aucun autre pays. Résulterait-elle alors de la nécessité dans laquelle sont les Anglais de ramener très-fréquemment la mâchoire inférieure en avant, pour la prononciation de certains mots gutturaux? Cela n'est guère probable; mais le fait existe, et tout le monde est à même de le constater.

Si les deux mâchoires, enfin, sont affectées simultanément de proéminence, les dents du haut, comme celles du bas, ayant les unes et les autres (bien entendu les dents antérieures) cédé à un mouvement d'excentricité, viennent former au devant de la bouche une saillie, qui donne à la physionomie cet aspect bizarre qu'on nomme vulgairement *tête de fouine*. Ensuite la mastication est toujours incomplète et souvent pénible, et cela, pour deux raisons : la première, parce que les aliments saisis entre deux puissances qui, au lieu de se présenter l'une à l'autre en ligne droite, se rencontrent obliquement, sont infiniment plus réfractaires à leur action; la seconde, parce que les dents, en quittant leur direction verticale, pour se pencher en avant, et se rapprocher ainsi plus ou moins de la ligne horizontale, augmentent infailliblement la longueur du bras de levier de la résistance contre laquelle la mâchoire inférieure a à lutter, dans l'acte de la mastication, et diminuent, par conséquent, la force de cette mâchoire.

Cette difformité est quelquefois tellement prononcée, que la saillie formée par l'os maxillaire supérieur et les dents qui adhèrent à son bord alvéolaire finit, après une longue durée, par repousser en haut la lèvre supérieure, comme j'en ai rencontré un exemple. Chez le sujet soumis à mon observation, la lèvre supérieure était pressée, fortement maintenue et comme bridée sous le fibro-cartilage de la cloison du nez. Le muscle myrtiforme avait entièrement perdu sa mobilité, de sorte que la lèvre, quoique parfaitement développée d'ailleurs, ne pouvait en aucune façon remplir les fonctions auxquelles elle est destinée pendant la mastication, et pendant la prononciation d'un grand nombre de consonnes. La voûte palatine, dans ces cas, est toujours manifestement resserrée. J'ai eu entre les mains une mâchoire qui avait perdu près de deux centimètres entre les deux secondes grosses molaires.

Une partie des principes que j'ai établis

précédemment, à l'occasion des obliquités antérieure et postérieure, provenant d'une simple déviation des dents, sans altération primitive dans la conformation des os maxillaires, est nécessairement applicable au traitement de la proéminence, et de la rétroïtion qui formera le sujet de l'article suivant; seulement, les moyens propres à ramener les dents doivent être infiniment plus puissants, parce que toutes les dents antérieures ont ordinairement pris part à la difformité qu'elles contribuent en grande partie à former, et parce que les arcades alvéolaires, cédant à la vicieuse conformation des mâchoires, opposent une résistance qu'on a quelquefois bien de la peine à surmonter.

L'agrandissement de l'arc de cercle formé par la mâchoire, au préjudice de laquelle s'est effectuée la proéminence, est assurément la première indication à remplir, et par conséquent la première chose que doit avoir en vue l'opérateur; car, puisque les dents ont été chassées en avant par le fait même de la diminution du cercle autour duquel elles doivent être rangées dans l'ordre naturel, comment pourrait - on rationnellement espérer qu'on pourra jamais les faire rentrer dans cet arc, trop étroit pour les recevoir? C'est là un de ces points épineux dont la solution embarrasse tous les jours les dentistes les plus expérimentés, et qui forme par cela même un écueil contre lequel vient constamment échouer le zèle des jeunes praticiens, qui, n'ayant aucun guide à suivre en pareille matière, ne trouvent rien de mieux à faire contre la difformité qui nous occupe que de conseiller l'extraction des incisives et des canines de la rangée des dents saillantes, dans le but de les remplacer par une pièce de denture artificielle.

On a conseillé, dans ces cas, de limer toutes les dents sur leurs côtés, et de gagner ainsi un espace assez considérable pour leur redressement. Ce moyen, auquel nous avons tracé des bornes que la prudence exige qu'on ne dépasse pas, et sous aucun prétexte, pourrait bien, dans quelques cas, suffire pour donner l'espace nécessaire aux dents; mais quand, l'espace étant obtenu, on aurait encore trouvé des moyens assez puissants pour opérer ce redressement, la difformité n'aurait que diminué, parce que ce qui l'occasionne principalement, c'est le resserrement de la mâchoire. Faut-il, pour combattre ce resserrement, faire l'extraction de quelques molaires? Certainement il serait plus aisé par ce moyen d'obtenir l'espace désiré que par la lime, mais le même inconvénient se présentera toujours.

Il faut, dans ces circonstances, trouver le moyen d'exercer une pression violente et continue sur les premières grosses, et successivement sur les petites molaires, en agissant sur leur face interne par un appareil dont un ressort, faisant l'office d'un arc, sera la pièce principale, et à mesure que, par les efforts de répulsion de ce ressort, les dents, dont ses extrémités embrasseront la couronne, s'éloigneront pour donner plus de longueur au diamètre transversal de la voûte palatine, on agira sur les dents antérieures comme nous l'avons indiqué à l'occasion de l'obliquité antérieure. Mais comme la saillie de la mâchoire, dans le cas qui nous occupe, est déjà très-grande, et que les clients refuseraient probablement l'emploi d'un appareil qui, placé à l'extérieur de la bou-

che, augmenterait encore cette saillie, on devra donner la préférence aux moyens de redressement agissant par attraction, c'est-à-dire
partant de l'intérieur de la bouche, comme les
cordonnets de l'appareil représenté par la figure 2.

On pourrait, pour donner plus d'élasticité à
la traction, au lieu de faire partir les cordonnets chargés de l'exécuter de la pièce centrale
sur laquelle appuie l'arc, dont les extrémités
font ressort sur les molaires, fixer ces cordonnets à des ressorts en spirale. Mais ce serait
peut-être céder à une vue de pure théorie, qui
trouverait trop de difficultés dans son application, les ressorts en spirale devant être assez
petits pour ne pas embarrasser la bouche, et
cependant assez gros pour avoir une action
marquée.

Dans les cas ordinaires de déviations en avant
(obliquités antérieures simples), les lèvres,
n'ayant pas perdu, par une trop grande disten-
sion, leur force contractile, aident puissamment
à corriger la difformité, soit en secondant
l'action des cordonnets attracteurs, soit en
s'opposant au retour des dents à leur direc-

tion vicieuse. Cette puissante ressource manque malheureusement très-souvent dans les cas anciens de proéminence très-marquée. Je conseille alors d'employer un moyen dont, comme je l'ai déjà dit, je dois la communication à M. le docteur Lachaise, et dont l'application aux différents cas qui nous occupent peut rendre les plus grands services.

Ce moyen consiste à envelopper la face antérieure des dents dont on cherche à effectuer la rentrée dans le cercle alvéolaire d'une bande de caoutchouc de leur largeur, et solidement fixée par une fine rivure à deux crochets. (Voy. la figure 11.) La longueur de cette bande n'étant que de la moitié environ de l'espace qu'elle doit recouvrir, on agrafe l'un de ses crochets à un bouton soudé au côté externe de la pièce de l'appareil qui prend appui sur les molaires, puis on la tend, pour agrafer l'autre crochet à un semblable bouton du côté opposé. Cette puissance est tellement appropriée à la nature de la résistance qu'on a à vaincre, qu'employée seule, chez de jeunes sujets, dans des cas d'obliquité simple, avec place suffisante pour rentrer, elle peut redresser complétement des dents déjetées en avant. Voici un cas dans lequel elle m'a été d'un grand secours, non comme moyen principal, mais comme moyen accessoire de redressement.

Un médecin des environs de Paris m'adressa, l'année dernière, une demoiselle de dix-sept ans, pour que j'eusse à examiner sa bouche, dont la forme irrégulière donnait à sa physionomie un aspect fort désagréable. Chez cette jeune personne, les deux canines s'étaient déjetées en avant, et formaient sur l'arcade dentaire deux saillies apparentes, lors même que la bouche était fermée; les quatre incisives avaient également éprouvé un mouvement d'excentricité qui augmentait la difformité. Je fis l'extraction des premières petites molaires, puis, attirant les canines au moyen de l'appareil dessiné figure 4, je les fis rentrer en ligne. Ayant mis ensuite en usage un bandeau de caoutchouc, comme je viens de le dire, j'eus la satisfaction de voir les incisives redressées, sans qu'il fût nécessaire d'exercer sur elles aucune traction.

Tout ce qui précède s'applique particulièrement à la mâchoire supérieure. Quand la proé-

minence s'est effectuée à la mâchoire inférieure, les dents d'en haut ayant conservé leur
direction verticale, on peut user à son égard
des moyens que nous venons de faire connaître; mais il en est un qui est surtout d'une
puissante efficacité : c'est le plan incliné dont
j'ai déjà parlé dans les généralités, et dont les
avantages ne sauraient être trop reconnus. Au
moyen de cet appareil, qu'a décrit M. Delabarre, et que nous reproduisons figure 9, les
dents de la mâchoire supérieure, rencontrant
dans l'élévation de l'inférieure une surface
sur laquelle elles sont forcées de glisser, exercent nécessairement sur les dents d'en bas une
pression proportionnée au degré d'occlusion
de la bouche. Je me suis très-souvent servi
avec un plein succès de cet ingénieux appareil.

Je dois cependant avertir les praticiens qui
n'auraient jugé de son action que par le fré-
quent emploi qu'on en fait, qu'il y aurait des
dangers à l'appliquer dans tous les cas, parce
que, bien évidemment, si la pression exercée
sur les dents d'en bas par celles d'en haut est
suffisante pour faire rentrer les premières, elle

pourrait aussi avoir pour effet, dans certains cas, de faire ressortir les secondes, et, par conséquent, de corriger une difformité en en produisant une autre.

De ce que le plan incliné et les divers appareils construits sur l'idée qui l'a fait naître peuvent agir en même temps en sens contraire sur les dents entre lesquelles ils sont placés, il serait permis de penser qu'ils conviennent dans les cas où l'écartement des mâchoires en avant est extrême, par exemple, pour rester dans l'espèce, dans ceux où l'*interversion* est très-prononcée. Cette croyance serait basée sur cette idée, que la difformité sera plus aisément corrigée en faisant avancer une rangée dentaire, et reculer la rangée opposée, qu'en faisant parcourir tout l'espace par une seule. Cette conclusion est peut-être forcée, parce que les dents opposées, pressant sur des points très-éloignés du levier représenté par le plan incliné, auront moins de tendance à glisser sur lui qu'à agir comme si elles étaient destinées à s'enfoncer mutuellement dans leurs alvéoles.

Tout compte fait, le plan incliné, employé

à propos, peut rendre, et rend tous les jours de grands services; il peut même être appliqué à des cas moins importants que ceux à l'occasion desquels je viens de le décrire, par exemple, pour deux dents, et même pour une seule. Il est surtout très-utile, parce qu'étant porté la nuit, les mâchoires rapprochées par une bande passant sur le sommet de la tête, et fixée sous le menton ou près de l'oreille, il communique une nouvelle impulsion, mais plus durable, aux mouvements divers, en vertu desquels les dents sont attirées durant le jour par des appareils moins puissants, mais d'un emploi moins assujettissant.

Voici une observation qui démontre les avantages qu'on peut retirer du plan incliné, et les modifications qu'on peut faire subir à sa construction pour le rendre plus léger.

M. Charles B***, âgé de seize ans, offrait, à la mâchoire inférieure, une obliquité en arrière très-prononcée de l'incisive latérale gauche et de la canine droite, avec déviation en avant de l'incisive latérale droite. A la mâchoire supérieure, les deux incisives centrales et l'incisive latérale droite étaient déjetées en

arrière de manière à croiser sur la face interne des dents d'en bas. Je combattis ces difformités par un plan incliné que j'imaginai,
et dont je vais faire la description.

Je soudai à chaque face interne et externe
des anneaux ou grillages métalliques, que
j'emploie ordinairement pour embrasser les
grosses molaires, un fil d'or très-fort et con-
tournant, l'un, la face interne, l'autre, la face
externe de la rangée dentaire (ces fils, toujours à une certaine distance des dents, doivent être d'autant plus éloignés, que le redressement à opérer sera plus considérable).
A la partie du fil interne qui correspondait aux
dents déviées, je fixai une plaque d'or qui s'é-
levait verticalement sous la forme d'une S, et
disposée de telle sorte, que sa position inférieure, concave en avant, et située en arrière
des dents déviées du maxillaire inférieur, venait appuyer sur le côté postérieur de leur
bord tranchant, tandis que sa portion supérieure, se dirigeant, au contraire, obliquement d'avant en arrière, formait une surface
inclinée, sur laquelle les dents opposées d'en
haut exerçaient une pression oblique, dont les

effets se faisaient aussi bien sentir sur les dents du bas que sur celles du haut. Ces dents, d'ailleurs, étaient en même temps attirées en avant par des cordonnets, mais assez peu serrés pour que leur traction ne fût qu'un moyen accessoire. Les dents furent tout au plus un mois à prendre leur direction naturelle (voyez la figure 10).

Comme on le voit, ce plan incliné n'est ni celui de Catalan, qui était plein, ni celui de M. Delabarre, qui n'en différait que parce que les dents ne sont pas enveloppées sur les côtés.

Si nous retranchons de l'appareil que nous venons de décrire les deux plaques métalliques verticales, et si, à l'aide de goupilles, nous fixons à gauche et à droite, sur les anses des crochets qui traversent les surfaces mâchelières des molaires, une lame d'hippopotame assez mince pour ne pas gêner la mastication, nous obtiendrons un système applicable aux deux mâchoires, et ayant quelque analogie avec celui dessiné figure 2.

Des cordonnets partant des dents et se rendant au fil métallique externe pour les obliquités postérieures, et au fil interne pour les

antérieures , corrigeront les déviations , en
même temps que les lames d'hippopotame s'op-
poseront à l'occlusion complète des maxillaires , dont le choc réciproque entretiendrait
les directions vicieuses que l'on cherche à
combattre.

* * *

§ II.

Saillie des dents antérieures en arrière (rétroïtion).

Cette déformation des arcades dentaires est
l'opposé de la *proéminence*, c'est-à-dire que
les dents, ayant, comme dans cette dernière,
suivi le mouvement des arcades dentaires, ou
mieux, ayant pris une direction conforme au
développement de ces arcades, se sont portées en arrière, faisant ainsi, avec le corps des
os maxillaires, un angle rentrant en dedans.

La *rétroïtion* peut aussi affecter les deux
mâchoires à la fois, ou ne se montrer qu'à une
seule. Quand elle existe à la mâchoire supérieure, les incisives d'en haut, venant, à chaque occlusion de la bouche, présenter leur
face antérieure au bord interne du tranchant

des incisives d'en bas, s'usent de la même manière que dans le cas de proéminence de la mâchoire inférieure seule. La face offre aussi quelque chose de désagréable, qui forme une variété du menton de galoche. Quand ce sont, au contraire, les dents du bas qui se dirigent en dedans ou en arrière, les deux rangées dentaires antérieures ne se rencontrant plus, il n'y a pas de frottement des dents entre elles, conséquemment pas d'usure, mais une grande gêne pour la mastication, les aliments ne pouvant être convenablement saisis et déchirés.

Les deux mâchoires ont-elles éprouvé toutes deux le vice de conformation qui nous occupe, la face se trouve aplatie et comme diminuée dans l'espace qui sépare le nez du menton, et la physionomie prend un air moqueur assez peu gracieux. Quand on examine la bouche des personnes qui ont les dents ainsi dirigées, on reconnaît très-souvent que la difformité ne porte que sur les incisives qui, au lieu de suivre la ligne parabolique que décrivent ordinairement les arcades dentaires, sont placées sur une ligne droite dont les canines forment les extrémités. Pour peu alors que ces dernières soient un peu saillantes, la bouche prend, comme nous le savons déjà, la forme carrée propre aux animaux carnassiers.

Si la *rétroïtion* est, toutes choses égales d'ailleurs, moins incommode et moins disgracieuse que la *proéminence*, elle est aussi, sans nul doute, moins difficile à détruire. La raison en est fort simple : c'est que, s'il est impossible de redonner aux arcades dentaires la perte de longueur qu'elles semblent avoir éprouvée en avant, dans la partie sur laquelle sont particulièrement implantées les incisives, le défaut d'espace n'empêche pas de ramener les dents en avant, car, plus elles prendront une direction excentrique, plus elles tendront à se dégager les unes des autres; de telle sorte que, si dans l'état qui est propre à la *rétroïtion* elles chevauchaient, elles cesseront d'autant plus de le faire qu'on les attirera davantage en dehors.

Ce que nous avons dit à l'occasion de l'obliquité en arrière est également applicable à la *rétroïtion*. Tout doit avoir pour but, de la part de l'opérateur, de ramener en dehors les dents penchées ou trop saillantes en dedans,

Pour remplir cette indication, qui embrasse alors non plus une ou deux dents, comme dans les cas de simple obliquité, mais les quatre incisives, et souvent avec elles les deux canines, on se sert avec le plus grand avantage des bandeaux métalliques percés d'autant de trous qu'il y a d'espaces interdentaires, dans lesquels on doit faire passer les cordonnets chargés d'attirer en dehors les dents qui constituent la déformation à corriger.

C'est ici surtout que les points d'appui doivent être pris solidement, parce qu'on est obligé d'agir en même temps, non sur une seule ou deux dents, mais sur toutes celles qui ont dévié. En agissant autrement, on emploierait trop de temps, et la personne serait certainement fatiguée avant que tout fût rentré dans l'ordre. L'appareil représenté à la figure 4, moins, bien entendu, les vis destinées à la répulsion, est excellent dans tous les cas dont nous nous occupons actuellement. Quand les cordonnets sont bien placés, et serrés régulièrement à mesure qu'ils se relâchent, soit par la perte de leur propre élasticité, soit parce que l'effet cherché est obtenu, on voit assez promptement les dents venir se ranger autour du cercle formé par le bandeau.

La faculté qu'on a de souder ce bandeau aussi haut qu'on voudra sur les crochets, qui forment à la fois anneau et chapiteau sur les dents molaires chargées du point d'appui, permet de lui donner une direction telle qu'il vienne contourner l'arcade alvéolaire, non vers le collet des dents, mais plus haut, au niveau de la partie moyenne de la couronne. Les personnes qui apporteront quelques connaissances en physique, dans l'appréciation des moyens que je propose, reconnaîtront sans peine l'immense avantage de cette disposition, qui permet de saisir la dent par l'extrémité de la couronne, c'est-à-dire par le point le plus éloigné de la résistance. Ce qui donne l'application de cette loi de physique : la force d'une puissance est en raison directe de la longueur du levier par lequel elle s'exerce.

Disposées de cette manière, les plaques ou bandeaux n'ont pas l'inconvénient que leur reproche M. Delabarre (ouvrage cité, p. 152) : « de s'enfoncer dans les gencives, et de tourmenter beaucoup les enfants. » Elles ne portent que très-peu et même pas du tout sur les gencives ; ce qui empêche encore, comme le craint avec raison l'honorable maître dont je viens de citer le nom, « qu'il s'amasse entre elles (les plaques) et les dents des parcelles d'aliments qui prennent une mauvaise odeur. »

Quant aux moyens de fixer les cordonnets sur les plaques, que j'appelle de préférence les bandeaux, ils peuvent varier suivant le goût de l'opérateur. Le point essentiel, c'est qu'ils ne puissent pas se desserrer, et qu'ils soient disposés de façon qu'on puisse tous les jours, ou tous les deux jours au plus tard, augmenter la constriction qu'ils sont chargés d'exercer. Les uns font une simple boucle, qu'ils défont chaque fois pour en faire une nouvelle; les autres renouvellent tous les deux jours les cordonnets eux-mêmes, en ayant soin de fixer les nouveaux avant d'enlever les anciens. Si cette manière est plus longue que la précédente, elle a du moins sur elle l'avantage de ne pas laisser la dent un seul instant sans être serrée.

Pour mon compte personnel, voici comment je procède : quand mes cordonnets, qui ont embrassé les dents, ont été passés dans les trous du bandeau destinés à les recevoir, je les enfile chacun dans un très-petit anneau d'or; puis je noue fortement et solidement les deux chefs du cordonnet. A mesure que ces derniers se relâchent, je saisis les anneaux avec des pinces coulantes, et je leur fais faire un tour ou deux, suivant que le cordonnet s'est plus ou moins relâché, et je les fixe aux anneaux voisins par un fil passé dans chacun d'eux.

Je termine là tout ce qui a trait à la *proéminence* et à la *rétroïlion*. L'*inversion* n'étant que la conséquence, ou de la première, bornée à la mâchoire inférieure, ou de la seconde, affectant la mâchoire supérieure, ou, enfin, d'une combinaison de l'une et de l'autre, ne me semble pas devoir exiger une description particulière; elle est nécessairement combattue par les moyens qui ont été précédemment indiqués.

Telles sont les vues d'après lesquelles je procède pour corriger les principaux vices de conformation du système dentaire, pour lesquels le dentiste est ordinairement consulté. J'aurais pu les appuyer toutes sur des faits qui leur auraient donné une plus grande apparence de certitude, car il n'est pas un des cas dont je me suis occupé à l'égard duquel je ne possède plusieurs observations très-concluantes. Mais il m'a semblé que des principes émis de manière à servir de règle dans tous les cas devaient être plus utiles que des observations isolées, qui, applicables le plus souvent à des cas exceptionnels, pourraient embarrasser l'esprit du jeune praticien, et ne pas suffisamment convaincre les personnes étrangères à notre art de la puissance de ses moyens.

Je suis loin, d'ailleurs, de méconnaître les bornes de cette puissance, car je sais que certains vices de conformation auxquels on n'a pas remédié à temps doivent souvent être respectés, et que les efforts que nous emploierions pour les corriger pourraient, en trompant nos espérances, être préjudiciables aux personnes qui se fieraient à nous. Quant à la confiance que j'accorde aux moyens mécaniques, elle est basée sur l'expérience, qui m'a prouvé qu'on avait trop souvent reculé devant les obstacles. Mais je ne néglige jamais pour cela les questions physiologiques que l'emploi de ces moyens peut faire naître, et je me guide toujours, à cet égard, d'après les lumières des médecins qui veulent bien m'adresser leurs clients.

QUELQUES RÉFLEXIONS

SUR

LES OBTURATEURS DU PALAIS.

Je ne donne pas cette notice sur les obturateurs palatins comme une suite naturelle et obligée du travail précédent, car je sais que les vues de l'art qui ont pour but de réparer les pertes que les diverses parties de la bouche peuvent avoir éprouvées sont distinctes de celles dont le résultat est le redressement des dents.

Je me serais abstenu de publier ces réflexions, si mes rapports avec plusieurs médecins ne m'avaient prouvé que les praticiens étaient loin d'avoir une opinion exacte de l'état actuel de la mécanique buccale, sur la confection des obturateurs palatins, et surtout sur les moyens de les fixer et de les maintenir aux lieux qu'ils doivent occuper. Cette opinion leur est évidemment suggérée par ce qu'ont écrit à ce sujet quelques auteurs élémentaires qui, s'attachant plus à se copier mutuellement qu'à consulter les hommes spéciaux, n'ont pas tenu un compte

10

assez rigoureux des progrès qui ont été obtenus, dans ces derniers temps, à cet égard, en donnant à croire que les obturateurs à ailes, dont l'invention remonte à Fauchard, étaient les seuls dont on fît encore actuellement usage.

Quoique Petronius, qui écrivait en 1565, soit le premier qui ait parlé des obturateurs, il est probable cependant, et d'après ses paroles mêmes, qu'avant lui on s'occupait déjà des moyens propres à corriger les inconvénients causés par les pertes de substance de la voûte palatine. Cet auteur conseille la cire, le coton, l'éponge, et d'autres substances encore, comme capables de boucher les perforations. Il parle aussi d'une plaque d'or, mais il n'indique pas le moyen de la maintenir.

Ce ne fut qu'en 1595 qu'Ambroise Paré décrivit et fit graver deux modèles d'obturateurs : l'un formé de deux plaques de dimension différente et réunies par un pivot, mobile sur la plus grande, et d'une ligne de longueur ; l'autre composé d'une seule plaque portant, au centre de sa face convexe, deux tiges flexibles, entre lesquelles on plaçait une éponge. Le premier de ces appareils n'était applicable qu'aux perforations allongées ; car si la grande plaque était destinée à continuer la voûte palatine, la petite, en rapports parfaits de diamètres avec la perte de substance, était poussée par l'opérateur en arrière de l'ouverture, et subissait, au moyen d'un écrou situé à la face buccale de la plaque palatine et communiquant au pivot, un mouvement de rotation, qui opposait son plus grand diamètre au plus petit de la perforation. Le second, presque toujours applicable, était assez solidement maintenu par l'éponge qui, introduite bien sèche dans les fosses nasales, ne tardait pas à s'imbiber de liquides, et, par son gonflement, attirait à elle, et tenait appliquée au palais la plaque obturatrice.

Ces deux instruments étaient fort imparfaits. Sans parler des désordres que ne manquent jamais d'amener les compressions continues, et sur lesquels nous reviendrons, ils offraient tous deux de graves inconvénients. En ce qui regarde le premier, le pivotement de la petite plaque devait souvent contondre les parties, et l'appareil, en bien des cas, devait être mobile. Quant au second, outre la crainte qu'on avait

de le sentir tomber, si l'éponge était trop petite, ou qu'il devînt douloureux et agrandît
l'ouverture, si elle était trop grosse, les liquides,
accumulés dans l'éponge et corrompus, com-
muniquaient à l'haleine une fétidité insupportable, incommodité plus désagréable, assurément, que celle qu'on cherchait à combattre.

Ces obturateurs furent néanmoins, à peu
près, les seuls dont on se servit jusqu'en 1728,
que Fauchard, publiant son *Traité des maladies
de la bouche*, proposa cinq obturateurs nouveaux, « d'un mécanisme plus ou moins compliqué, comme le dit M. Lagneau, mais fort
ingénieux, et bien préférables à ceux indiqués
par ses prédécesseurs. » De ces cinq instruments, nous ne citerons que le plus remarquable, l'obturateur à ailes.

Cet appareil, dont on trouvera la description
dans tous les ouvrages qui traitent de la mécanique dentaire, se compose d'une plaque
disposée de manière à s'adapter exactement
aux bords de la solution de continuité, qu'elle
dépasse, en tous sens, d'une à deux lignes, pour
continuer le plan de la voûte palatine, et de
deux ailes minces et mobiles, qui, articulées

par charnières à la base d'une tige à canon, soudée elle-même à la surface nasale de la plaque, peuvent, à l'aide d'une vis de rappel, être abaissées ou relevées. La vis de rappel est mise en jeu par une clef de montre, dont le canon s'introduit dans une petite ouverture ménagée au centre de la surface palatine de la plaque, et contenant un carré.

Pour mettre en place cet instrument, on tient relevées et adossées l'une à l'autre les deux ailes, et, quand elles ont franchi la perforation, au moyen de la petite clef, qu'on fait tourner dans le sens convenable, elles se séparent en s'abaissant sur les bords de l'ouverture, qu'elles serrent entre elles et la plaque palatine, et fixent ainsi l'appareil.

Les deux ailes devraient, dans leur plus grand état de redressement, laisser entre elles l'espace d'une ligne environ pour loger la cloison des fosses nasales, si cette cloison n'avait pas été détruite. Dans ce cas, ces ailes seraient indépendantes l'une de l'autre, et il faudrait à la plaque palatine deux entrées et deux carrés, sur lesquels la clef agirait alternativement.

Succédant aux obturateurs grossiers employés jusqu'alors, celui de Fauchard dut plaire, et par son mécanisme ingénieux, et par la fixité qu'il présentait au moment de son application. Il sembla d'abord que toutes les difficultés avaient été vaincues, toutes les indications remplies; mais les résultats pratiques vinrent donner un cruel démenti aux éloges qu'on lui avait prodigués.

Outre le désavantage immense qu'il partage avec tous les appareils qui compriment les bords des perforations, ou prennent sur eux leurs points d'appui, non-seulement il s'oppose au rétrécissement de l'ouverture avec laquelle il est en contact, mais il a, plus que tout autre, le défaut grave d'amincir promptement et de détruire les portions saisies entre la plaque et les ailes. Aussi devient-il bientôt vacillant: il faut abaisser davantage les ailes pour lui rendre la fixité convenable, et l'amincissement se faisant en raison de la constriction qu'on exerce, les parties comprimées sont rapidement détruites et la perforation considérablement augmentée. Les destructions que ce système entraîne sont quelquefois assez grandes pour permettre à la pièce entière de pénétrer dans les fosses nasales, comme j'en ai vu un exemple, il y a quelques années, sur un homme auquel un dentiste de Paris avait appliqué cet appareil, et qui vint implorer le secours de M. Taveau. Il est probable que cet accident aura été produit par quelque mouvement brusque du malade, continuellement occupé à repousser avec les doigts, vers la voûte palatine, l'obturateur mobile et toujours prêt à tomber. Quoi qu'il en soit, ce ne fut pas sans difficulté que M. Taveau parvint à débarrasser le malade.

Ces résultats étaient trop peu satisfaisants pour qu'on ne cherchât pas d'autres procédés. Bon nombre d'obturateurs parurent successivement; malheureusement, tous n'étant que des modifications de celui de Fauchard, et prenant, comme lui, leur point d'appui sur la perforation, ils n'eurent pas un meilleur succès. Quant à l'obturateur à verrous qu'on a inventé depuis, ce n'est que le perfectionnement de l'obturateur à deux plaques d'Ambroise Paré. Il se compose, en effet, d'une plaque palatine, servant de platine à deux verrous coulants à volonté, et en sens diamétralement opposés, sur sa face nasale, pour aller se loger au-dessus des bords de l'ouverture qui leur servent de support.

Sortant de l'ornière commune, un dentiste comprit le vice capital de ces instruments, et imagina l'obturateur à chapeau. De la figure à peu près d'un chapeau d'homme, cet appareil consistait en un cylindre creux, fermé en tous sens, et de la dimension de l'ouverture au milieu de laquelle il pénétrait. Au bas du cylindre, était soudé un bord circulaire, recouvrant les bords de la perforation, et fixé, en devant, à deux dents artificielles, dont les pivots métalliques, enfoncés dans les racines des deux incisives centrales, préalablement coupées au collet, maintenaient tout le système. Cette invention ne devait pas réussir : la perte de dents vivantes et la douleur de l'opération la firent rejeter.

Bourdet conseilla alors, et l'on essaya de soutenir de simples plaques avec des cordonnets de soie arrêtés aux dents voisines ; mais ces fils, remontant et pénétrant sous les gencives, ébranlaient les dents, causaient d'assez vives douleurs, et l'appareil était mal contenu.

Enfin, M. Delabarre proposa ses obturateurs à plaque, maintenus par des compresseurs métalliques s'arcboutant aux grosses dents. Ces derniers, que nous examinerons tout à l'heure, offraient de grands avantages, et furent acceptés par plusieurs praticiens, et inconnus ou repoussés par beaucoup d'autres. Il est extraordinaire de n'en pas trouver la plus petite mention dans les écrits d'hommes aussi recommandables par leurs travaux que par une expérience longue et éclairée. C'est ainsi que M. Lagneau, dans le *Dictionnaire de médecine,* t. 15 , après avoir parlé des obturateurs à éponge, dont l'emploi est aujourd'hui, non pas *généralement,* mais complétement abandonné, donne comme le meilleur, le plus convenable et le plus ordinairement appliqué, un obturateur *mécanique,* qu'il décrit minutieusement, et qui n'est autre que l'obturateur à ailes.

Les auteurs du *Dictionnaire abrégé des sciences médicales,* après avoir développé les inconvénients qu'on reproche, à juste titre, aux obturateurs à éponge, s'expriment également de cette manière : « Ces motifs ont fait depuis longtemps préférer les obturateurs mécaniques aux obturateurs à éponge. Les instruments de ce genre que l'on fabrique aujourd'hui sont composés, comme les autres, d'une plaque plus ou moins large, susceptible de s'appliquer très-exactement au contour de l'ouverture qu'elle ferme, et disposée de telle sorte, qu'elle continue le plan général de la partie qui la supporte. De la surface de cette plaque, qui correspond à l'ouverture naso buccale, s'élèvent deux ou un plus grand nombre d'ailes, qu'un mécanisme assez simple maintient relevées, et qui, s'abaissant ensuite au moyen d'une tige à écrou, qu'une clef de montre fait mouvoir, s'appliquent, du côté des fosses nasales, sur les bords de la solution de continuité. »

Enfin Cullerier, dans le *grand Dictionnaire des sciences médicales*, ne décrit aussi que l'obturateur à ailes de Fauchard, et ne parle des obturateurs fixés aux dents, qu'à l'occasion de ceux que nécessitent les pertes de substance, qui intéressent à la fois la voûte palatine et les arcades alvéolaires. Mais cette phrase : « Comme la maladie qui perce le palais attaque aussi une portion plus ou moins considérable des arcades alvéolaires et dentaires, on a ajouté à l'obturateur dont nous venons de parler un ratelier qui se fixe par le même mécanisme, et qui peut, pour plus de solidité, être fixé aux dents voisines ; » mais cette phrase, dis-je, montre clairement que cet auteur admettait que les obturateurs maintenus par des ailes étaient les seuls à employer dans les cas ordinaires, et que ceux à crochets ne s'appliquaient qu'à des cas exceptionnels.

Il résulte bien évidemment de ces citations que, aux yeux de la plupart des médecins, l'art n'aurait, dans la confection et la fixation des obturateurs du palais, qu'un seul but à atteindre, qu'une seule indication à remplir : *boucher l'ouverture accidentelle, et fixer l'instrument obturant assez solidement pour qu'il ne puisse se déplacer.* Un peu de réflexion et une observation plus attentive de ce qui se passe dans la plupart des cas de destruction de la voûte palatine auraient cependant dû faire pressentir que, bien que la question mécanique fût d'une grande importance, elle n'était cependant qu'une affaire secondaire, complétement subordonnée à la question pathologique ou médicale.

« Avant de regarder, dit avec raison M. Delabarre, les perforations cicatrisées du palais comme étant de nature à ne pouvoir diminuer de diamètre, les praticiens se sont-ils bien assurés s'il en était ainsi ? Je ne le pense pas, car des faits positifs attestent le contraire ; et de même que les trous faits au crâne avec le trépan se ferment presque toujours avec le temps, de même ceux du palais vont sans cesse en décroissant. Bourdet l'a observé sur plusieurs individus ; et, si mon assertion pouvait ajouter quelque poids à la sienne, j'assurerais que je l'ai constamment reconnu : donc, il faut bien se garder d'appliquer une machine dont la vicieuse construction s'opposerait à une cure vers laquelle tend la nature, pendant toute la vie au moins, dans le plus grand nombre des cas. »

Le praticien qui partira de cette idée, conforme à ce que démontrent à la fois le raisonnement et l'expérience, portera donc ses vues au delà de la nécessité du moment. Il reconnaîtra, dès lors, les inconvénients des obturateurs à ailes, qui, comprimant la membrane muqueuse naso-buccale, y entretiennent une inflammation, dont la moindre conséquence est le développement de bourgeons charnus, susceptibles de dégénérer en cancer ; qui empêchent nécessairement les parties de se rapprocher ; qui amassent beaucoup de malpropreté dans l'interstice des différentes pièces dont ils sont composés ; qui sont d'une application difficile, d'un emploi gênant, par la présence des pièces contenues dans les fosses nasales, et qui exigent enfin que le malade porte constamment avec lui certains objets, comme un instrument sans lequel il ne peut ni monter ni démonter sa pièce, dont quelque partie peut tout à coup se déranger et occasionner soudainement une grande gêne.

Les procédés que nous employons aujourd'hui avec tant de succès, pour fixer et maintenir en place les différentes pièces de prothèse dentaire, étaient trop simples, et d'un emploi trop facile, pour que les dentistes qui s'occupent de leur art, non pas en mécaniciens routiniers, mais en hommes bien pénétrés de ses exigences, ne sentissent pas que ces moyens étaient aussi les plus propres à fixer convenablement les obturateurs. Aussi, ceux qui attachent plus d'importance à une indication sagement remplie, qu'à une difficulté de mécanique adroitement vaincue , reconnaissent que les obturateurs composés d'une simple plaque mince et légèrement concave, à laquelle sont fixées latéralement des tiges, dont les extrémités se rendent aux dents, sous forme de crochets, sont les meilleurs de tous.

C'est à M. Delabarre, comme nous l'avons dit, que l'on doit le premier de ces obturateurs, dont on peut se faire une idée en regardant la figure 13. Il comprit tout le mal que les instruments en usage pouvaient causer, et, mettant à profit les sages réflexions que Bourdet avait faites à cet égard, il revint à la simple plaque palatine que cet auteur avait proposée. Il pensa que, s'il remplaçait les cordonnets de soie par des tiges d'or solides, qui iraient, à l'aide de crochets de même métal, s'attacher aux molaires , il aurait résolu le problème, et que ses obturateurs, désormais incapables de nuire à la réunion des parties, seraient solidement maintenus en place. L'expérience, toutefois, vint lui prouver qu'il n'avait pas encore paré à tous les inconvénients. Les crochets remontaient, et venaient appuyer douloureusement sur les gencives ; il y remédia en soudant à ces crochets de petits éperons, qu'il recourba de manière à ce qu'ils vinssent se loger dans une gouttière pratiquée à la surface mâchelière de la couronne.

M. Delabarre ne décrit pas ce genre d'obturateurs absolument comme je viens de le faire. Il désigne les tiges qui partent de la plaque pour se rendre aux crochets sous le nom de *compresseurs métalliques*, ce qui semble indiquer qu'il les tient un peu plus longues que l'espace qu'elles ont à parcourir, afin de les rendre compressives. On conçoit, en effet, que si on leur a ménagé une longueur un peu plus grande que la distance existante entre le bord de la plaque et le crochet qui embrasse la dent, l'obturateur sera fortement poussé contre la voûte palatine ; mais on sent aussi que, à la longue, les dents seront ébranlées et rejetées en dehors. C'est ce dont ce dentiste convient lui-même ; et la manière dont il parle de cet inconvénient fait supposer qu'il se contente de maintenir son instrument par des tiges en rapports parfaits de longueur avec les parties ; néanmoins il ne le dit pas.

Les obturateurs construits de cette manière ont l'avantage non - seulement d'être moins dispendieux, mais encore d'être plus légers, infiniment plus faciles à placer et à nettoyer ; enfin ils ne forment aucun obstacle au travail vital, en vertu duquel l'ouverture peut tendre à se fermer : c'est ce que démontre jusqu'à la dernière évidence l'observation suivante, que je ne rapporte ici que parce qu'elle est la plus concluante de celles que je possède à cet égard.

M. Camille B... avait contracté, étant militaire, une affection syphilitique, dont la suite avait été la destruction d'une partie de la voûte palatine. Sa parole était tellement difficile, qu'il s'était vu dans la nécessité, ou de renoncer à l'emploi qu'il occupait, ou de recourir à l'art, qui lui promettait un moyen de pallier son infirmité. Le dentiste auquel il s'adressa, dans une ville de province, lui conseilla un simple obturateur à éponge ; mais il ne fut pas longtemps à reconnaître que l'odeur infecte

que cet appareil entretenait dans sa bouche n'é-
tait pas une incommodité moins grande que
le nasillement auquel il avait voulu remédier.

De retour à Paris, il fit l'essai d'un obturateur à ailes, qui, comme pièce purement mécanique, ne laissait rien à désirer. Mais d'abord
cet appareil le gêna infiniment, et ensuite en-
tretint un suintement purulent, qui ne tarda
pas à donner à son haleine une odeur non
moins désagréable.

Consulté par M. C. B..., je pressentis que la
compression exercée par les ailes de l'obturateur sur les bords de l'ouverture fistuleuse
était la cause de l'inconvénient dont il se plai-
gnait, et l'examen de l'intérieur de la bouche
me confirma dans ce pressentiment : le pourtour de l'ouverture offrait, en effet, une teinte
livide, au milieu de laquelle se dessinaient une
foule de petites ulcérations, desquelles décou-
lait la matière qui infectait l'haleine. Je laissai
les parties se reposer jusqu'à la guérison des
plaies ; puis je construisis un obturateur basé
sur les principes simples, mais rationnels, que
j'ai précédemment indiqués.

A l'aide de cet instrument, toutes les in-

dications furent remplies, la communication
de la bouche aux fosses nasales fut interrompue, la mauvaise odeur, les ulcérations, ne se
renouvelèrent pas, et dans les fréquentes vi-
sites que le malade me fit, après l'application
de cet appareil, j'acquis la conviction que les
bords de la solution de continuité, en se rap-
prochant chaque jour davantage, réduiraient
bientôt l'ouverture à un très-étroit trajet fis-
tuleux, si même ils ne la faisaient entièrement
disparaître. Il était, en effet, difficile au bout
d'un an d'y faire pénétrer un stylet mince,
et trois mois plus tard, l'occlusion était complète.

L'obturateur de M. Delabarre ne permet
guère d'améliorations importantes ; aussi n'ai-je
pas la prétention de croire que j'y aie apporté
de notables modifications. Je pense seulement
que jamais, dans les pièces que j'établis, les
tiges ne méritent le nom de *compresseurs*, car,
plaque, crochets et tiges, sont en rapports
exacts de dimensions avec les parties où ils
sont appliqués. Quant à l'éperon, susceptible
de blesser la langue s'il vient à sortir de sa
rainure, je lui préfère un fil d'or triangulaire,

se dirigeant dans un des interstices que les molaires laissent entre elles à la surface mâchelière de leur couronne, et soudé aux crochets
par deux points diamétralement opposés. A la
partie moyenne de cette anse je soude en croix
un fil plat, d'un centimètre de longueur environ, et s'étendant entre les mamelons des deux
molaires contiguës. La mastication en est gênée pendant les deux ou trois premiers jours;
mais après ce temps, le fil a pénétré dans
toutes les anfractuosités de la dent, et celle-ci
est désormais enfermée dans une espèce de
cage solide, de laquelle cependant le malade
peut lui-même la faire sortir lorsqu'il **veut**
nettoyer l'appareil.

Quoique ces obturateurs s'ôtent et se re-
mettent avec la facilité d'une bague, suivant
les expressions de M. Delabarre, ils ont une
telle solidité, qu'ils peuvent servir non-seulement à fournir des points d'appui à d'autres
pièces de prothèse, comme je le dirai tout à
l'heure, mais qu'encore on peut, s'ils sont bien
faits et parfaitement adaptés aux parties avec
lesquelles ils sont en rapport, se contenter de
très-peu de crochets pour les maintenir. L'ob-

servation suivante prouvera suffisamment cette assertion. Je regrette que le dessinateur auquel j'avais confié mes moules ait oublié ce cas pathologique : peut-être en aurait-on mieux senti l'importance par le dessin que par la description que je vais en faire.

Un employé des messageries royales reçut sur le visage une tringle de fer, qui, descendant perpendiculairement, entra par une de ses extrémités au-dessous de l'orbite gauche, pénétra dans le sinus maxillaire, et vint sortir dans la bouche, après avoir traversé la voûte palatine. L'inflammation, la gangrène, les désordres qui furent la suite de cet accident, obligèrent M. le docteur Michon à réséquer avec la scie une assez grande partie de l'os maxillaire. Il résulta de cette opération une ouverture communiquant de la bouche dans les fosses nasales, de trente-cinq millimètres de diamètre, à peu près en tous sens. Les dents de ce côté avaient été emportées par l'opération, ou détruites par l'inflammation, et il ne restait du côté droit que trois dents, dont une était en très-mauvais état. Mon intention fut d'abord de faire supporter mon obturateur par un dentier; mais le peu de fortune du malade me détermina à essayer de soutenir la pièce par de forts crochets embrassant les trois dents, dans toute leur hauteur. La plaque que je construisis portait transversalement sept centimètres sur cinq d'avant en arrière; et quand elle fut appliquée, j'eus la satisfaction de la voir collant exactement sur tous les points, et très-solide. Le malade, que j'ai eu occasion de revoir souvent depuis cette époque, et que j'ai présenté à la Société médicale du 12e arrondissement, porte toujours son appareil, qui, loin de l'incommoder, lui est devenu indispensable pour parler, boire et manger. Cet obturateur est assurément très-vaste; il ferme une ouverture considérable, et la ferme hermétiquement, et pourtant à gauche il manque de point d'appui, et trois dents seulement à droite suffisent pour le retenir dans la position qui lui convient.

Quelle forme convient-il de donner à la plaque palatine? Je n'hésiterai pas à répondre qu'elle doit offrir la courbure que présentait la voûte palatine avant sa destruction. Je ne me serais pas posé cette question, que quelques médecins trouveront peut-être oiseuse, si je ne l'avais entendu résoudre tout autrement par un médecin distingué de Paris, le docteur H. Petit. Ce praticien prétend qu'en aplatissant le centre de l'obturateur, à partir d'une ligne environ des bords de la solution de continuité, on favorise singulièrement le rétrécissement de l'ouverture, et même sa complète obturation. En conséquence de cette manière de voir, M. Petit me fit faire un obturateur déprimé pour un de ses malades ; et depuis que l'appareil est en place, la perforation a notablement diminué. Il reste maintenant à savoir si c'est à la forme particulière de cette pièce que ce résultat est dû, ou seulement à la tendance qu'ont toutes les ouvertures non naturelles à se fermer, et si enfin le même phénomène n'aurait pas été remarqué avec un obturateur qui aurait parfaitement continué la voûte palatine. Je ne veux pas entamer avec M. Petit une discussion sur le mode de fermeture de ces perforations ; mais je lui ferai observer, ce qu'il sait d'ailleurs aussi bien que moi, que toutes les perforations qui se rétrécissent ou se ferment affectent la forme de l'entonnoir ; que, par conséquent, la courbure d'un obturateur ordinaire ne peut en rien gêner le travail de la nature ; et qu'enfin il ne serait pas raisonnable de penser que la dépression de la plaque métallique favorisât ce phénomène, puisque, fixe, immobile, et ne jouissant d'aucune élasticité, elle n'a en elle aucune des propriétés des appareils propres à rapprocher les bords d'une solution de continuité.

Je vois même, il faut le dire, dans la modification proposée par M. Petit, un inconvénient qui existe également dans les obturateurs ordinaires, mais à un degré moindre : je veux parler de l'accumulation du mucus et des malpropretés qu'une surface plane permettra bien plus qu'une surface convexe, et la plus grande difficulté du nettoyage. Cette vérité est tellement reconnue, que plusieurs auteurs, et M. Delabarre en particulier, ont proposé, pour les perforations larges, de combiner l'obturateur à chapeau avec l'obturateur à crochets, c'est-à-dire d'adapter à la surface convexe de la plaque de l'obturateur à crochets un

cylindre métallique plus petit que l'ouverture
et y pénétrant, et dont on diminuerait le ca-
libre à mesure que la perforation deviendrait
moins considérable. Leur but était, comme ils
le disent, d'empêcher une trop grande accumulation de matières, dont le moindre effet
est de vicier l'haleine.

Il arrive assez souvent que les pertes de
substance de la voûte palatine sont accompa-
gnées de la perte d'un certain nombre de dents,
et même, comme j'ai eu occasion d'en rencontrer plusieurs exemples, de la destruction d'une
portion de l'arcade alvéolaire. Faut-il, dans
ces cas, faire deux pièces, l'une pour obturer
le trou palatin, l'autre pour remplacer les dents
absentes et la portion du bord alvéolaire qui
manque avec elles? Non, évidemment; car
l'application simultanée de ces deux pièces serait aussi embarrassante pour le dentiste qu'elle
serait gênante pour celui qui serait condamné
à la porter. C'est ce qu'avait parfaitement senti
Fauchard, qui conseille dans ce cas d'adapter
un dentier portant un obturateur (voyez son
ouvrage, t. 2, p. 319).

Mais cette pièce, comme l'observe M. Delabarre, devait être fort lourde. D'ailleurs, comme Fauchard la soutenait seulement au moyen des ailes nasales, elle devait nécessairement avoir tous les inconvénients attachés aux obturateurs à ailes, augmentés par le poids de la pièce.

L'obturateur à crochets une fois connu, le problème n'était plus difficile à résoudre, et, pour maintenir solidement en place une pièce destinée à réparer les pertes subies par le palais et l'os maxillaire supérieur, il suffisait de prendre son point d'appui sur les molaires restantes, ou, en leur absence, d'emboîter le bord alvéolaire supérieur dans la cuvette d'un dentier, auquel serait soudée la plaque obturatrice. Néanmoins, les pièces qu'on a construites jusqu'à ce jour sont, suivant moi, défectueuses, car on les fait de deux substances. La partie destinée à remplacer la portion alvéolaire détruite, et à supporter les dents, est en hippopotame, tandis que la partie obturante de la déperdition palatine est en métal. On conçoit que, l'hippopotame n'étant pas en rapport de durée avec un métal comme l'or ou le platine, la pièce ne tarde pas à pécher par une de ses parties : l'hippopotame en effet s'altère, et l'haleine se vicie de plus en plus, et à mesure que la fausse alvéole tend à la destruction.

Mes appareils sont entièrement en métal. La fausse alvéole, comme on peut bien se l'imaginer, n'est pas en métal massif, mais elle est formée par un feuillet métallique convenablement recourbé pour aller se souder à la plaque palatine. Voici, au reste, comment je m'y prends pour confectionner ce genre d'obturateurs :

Dans l'empreinte en cire, que j'ai prise sur la bouche du malade, je coule un moule en plâtre, qui me donne le modèle exact des parties. Je remplis les pertes de substance, que présente ce moule, avec de la cire, que je façonne de manière à les faire disparaître complétement ; j'appuie ce moule, ainsi réparé, dans la terre de fondeur, pour qu'il y laisse son empreinte en creux, et, dans cette nouvelle empreinte, je coule un moule métallique en relief, qui me sert à obtenir un autre moule métallique en creux. Entre ces deux derniers moules, j'estampe la plaque palatine, ou la base, qui doit déborder la perforation de deux ou trois lignes en tous sens, excepté en avant, où elle ne doit pas dépasser le niveau du bord alvéolaire. Après y avoir soudé les crochets qui iront s'attacher aux dents molaires, je la chauffe légèrement, pour la reporter sur le premier moule en plâtre, dont la cire de réparation se détache d'autant plus aisément qu'elle est devenue adhérente à la base. Je coule alors en plâtre, à la surface supérieure de cette cire et de la plaque, un moule en creux, dans lequel je fais un moule en relief, également en plâtre. Procédant ensuite comme je viens de l'indiquer pour la base, j'obtiens deux moules métalliques, qui me servent à estamper la feuille de métal, préalablement rétreinte, et destinée à réparer la perte d'alvéole. Ainsi préparée, et soudée dans toute l'étendue de son bord avec la plaque palatine, cette fausse alvéole s'adapte exactement aux parties, et, quoique légère, offre assez de solidité pour qu'on y fixe les dents, soit à l'aide de goupilles, si ce sont des dents naturelles, soit au moyen de la soudure, si l'on emploie des dents minérales. Je n'ai pas besoin de dire que les opérations nécessaires pour donner à la fausse alvéole la couleur de gencives vivantes ne sont pas négligées. On trouvera, figure 14, le dessin d'une pièce semblable, que je fis, à la recommandation de M. le docteur Xavier Jame, pour un malade auquel une affection syphilitique avait fait perdre, avec une portion de la voûte palatine, les incisives, les canines et le bord alvéolaire qui les supportait.

Je ne crois pas que ce procédé, qui m'appartient, ait été imité jusqu'à ce jour; mais les dentistes ne tarderont pas, sans doute, à en reconnaître les avantages; et si, comme moi, ils se servent, préférablement au platine, d'or, que sa plus grande résistance leur permet d'amincir davantage, ils obtiendront des appareils aussi solides que légers.

La fixité que présente l'obturateur à crochets, et la possibilité d'y adapter des pièces de prothèse, me firent penser qu'on pourrait également lui faire supporter un nez artificiel, dans les cas où cet organe aurait été détruit en même temps que la voûte palatine. J'eus occasion de mettre cette idée à exécution en 1838. Un jeune homme, chez lequel l'affection syphilitique avait fait d'affreux ravages, et dont le nez, ainsi qu'une grande partie de la voûte palatine, avait été emporté, vint me demander si je ne pourrais

pas dissimuler l'affreuse difformité que la maladie avait produite sur son visage. J'imaginai
l'appareil dessiné figure 12, et qui réussit complétement. Cet appareil se compose de deux pièces qu'on réunit à volonté, le nez et l'obturateur.
Ce dernier offre au centre de la surface convexe
de sa plaque une tige creuse, pour qu'elle soit
plus légère, et repliée en avant à angle droit ;
la portion verticale de cette tige porte vingt
millimètres de longueur, la portion horizontale
n'en a que dix-huit. Cette dernière, vers l'angle
de réunion, présente à sa face supérieure une
échancrure. Le nez contient à son intérieur un
tube creux, destiné à recevoir la portion horizontale de la tige de l'obturateur, et sur ce tube
est un levier, basculant à l'aide d'un ressort en
or, et à l'extrémité postérieure duquel se trouve
un petit crochet qui doit s'enfoncer dans l'é-
chancrure dont il vient d'être parlé. Ce levier
est recourbé de manière à venir sortir, par son
extrémité antérieure, contre la cloison du nez,
en restant toutefois caché par la narine ; l'ongle
le fait mouvoir aisément, et quand on appuie
sur lui, la plus légère traction sépare les deux
pièces. Pour mettre l'appareil en place, après

avoir fait pénétrer la tige coudée dans les fosses
nasales, on fixe solidement l'obturateur, puis
on présente le nez, dans le tube creux duquel
on fait filer la branche horizontale, en pous-
sant d'avant en arrière, jusqu'à ce qu'on en-
tende claquer le crochet du levier dans l'échancrure. Ce petit bruit annonce que tout le système est fixé.

Il me reste à parler des figures 15 et 16. La
première est une pièce faite pour une dame,
sur laquelle un des premiers chirurgiens de
Paris pratiqua la staphyloraphie, pour la guérir d'une division congénitale de toute la voûte
palatine. L'opération réussit en partie; mais,
en arrière, le voile du palais ne se réunit pas,
et une séparation de deux lignes permettait aux
aliments et aux boissons de revenir par le nez,
en même temps que la parole était presque
inintelligible. Je fis pour cette dame un obturateur brisé à l'endroit où commence le voile
palatin, et dont les deux segments étaient réunis par un ressort très-doux, placé à la surface
buccale de l'appareil. La pièce antérieure était
fixée invariablement par des crochets embrassant les dents, tandis que la postérieure obéis-

sait aux mouvements d'abaissement du voile du palais, contre lequel le ressort la rechassait sans cesse.

La figure 16 est une pièce à peu près semblable à la précédente, avec cette différence pourtant que le ressort est placé à l'autre face de l'obturateur, et ramène la portion *postérieure* en bas et en avant. Elle me fut demandée par une dame que m'adressa M. le docteur Mercier. Chez ce sujet, la luette était détruite, et le voile du palais était criblé de perforations. Je dus, en obturant ces ouvertures, chercher à remplacer l'organe manquant. Dans cette circonstance, comme dans celle qui précède, j'ai complétement atteint mon but. Les aliments, en franchissant l'isthme du gosier, repoussent la luette métallique en arrière et en haut, et, immédiatement après, le ressort la ramène dans la position verticale.

Je termine ici cette notice, peut-être un peu longue déjà, mais qu'il m'eût été facile d'étendre bien davantage, si j'avais voulu donner plus de valeur à mes assertions, en citant tous les faits qu'une pratique de quinze années m'a pu fournir. Le peu d'observations que j'ai rap-

portées paraîtront sans doute assez concluan-
tes au lecteur. Je ne saurais cependant m'empêcher de répéter en finissant que, quel que soit
l'appareil qu'on construise, quelle que soit sa
complication, il faut prendre pour point d'appui
les dents molaires, ou, à leur défaut, les arcades alvéolaires, et ne jamais faire supporter
aux parties malades un poids toujours trop
lourd pour elles.

Puissent ces réflexions être favorablement
accueillies ! Elles auront atteint le seul but que
je me suis proposé si, par leur moyen, quelques
malades sont préservés des mécaniques incom-
modes ou nuisibles qu'emploient encore l'en-
têtement ou la routine, et que toute saine
pratique repousse.

FIN.

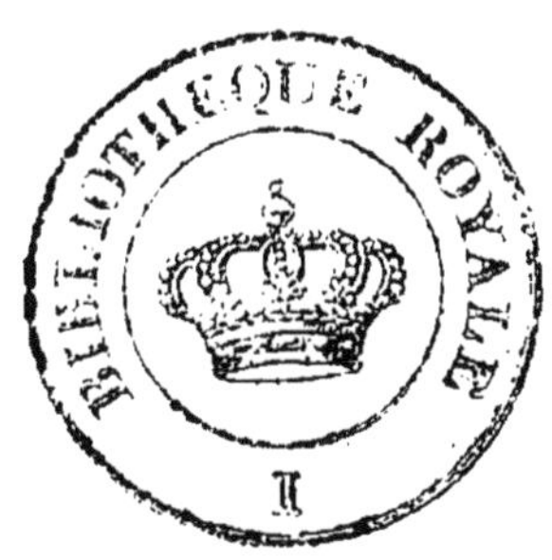

A M. LE DOCTEUR

PINEL-GRANDCHAMP.

Monsieur le Docteur,

Daignez accepter la dédicace de ce petit ouvrage. C'est assurément une bien faible récompense des soins éclairés

que j'ai reçus de vous et auxquels je
dois la santé , et des encouragements
que vous n'avez cessé de me donner.

A. SCHANGE.

TABLE DES MATIÈRES.

FIN DE LA TABLE.

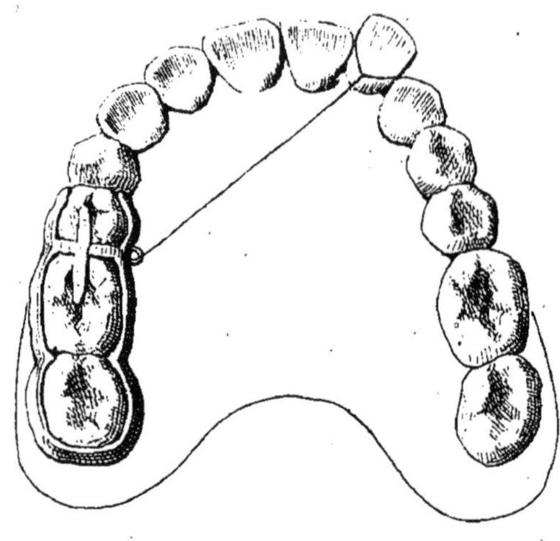

Fig. 1.

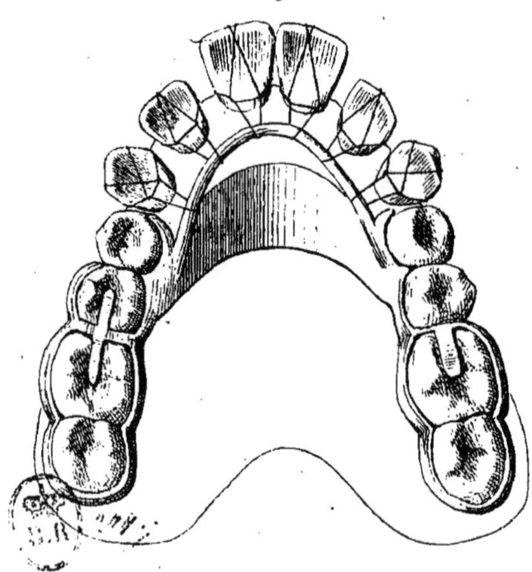

Fig. 2.

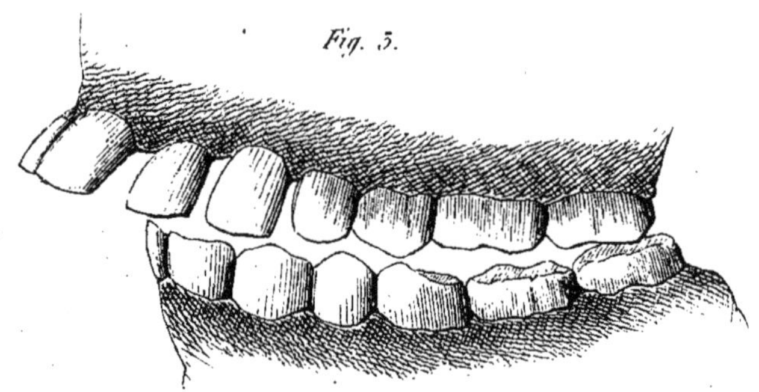

Fig. 5.

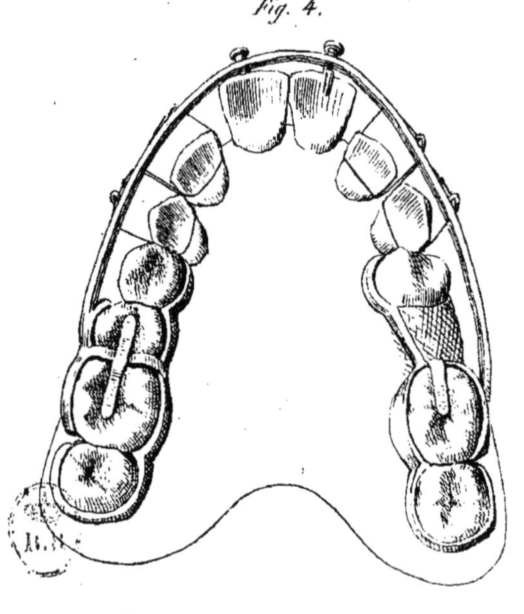

Fig. 4.

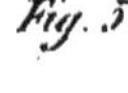
Fig. 5.

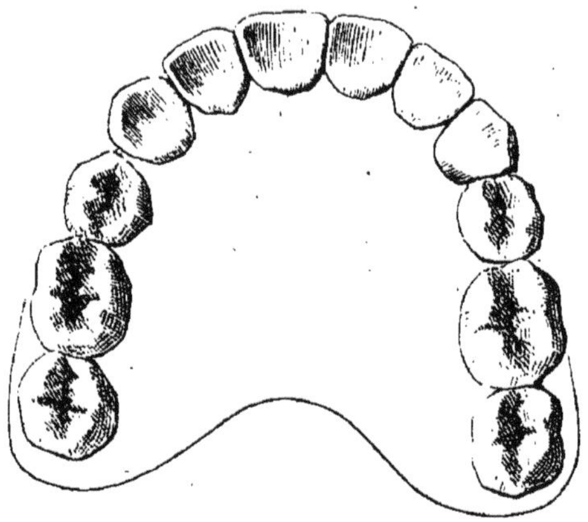

Fig. 6.

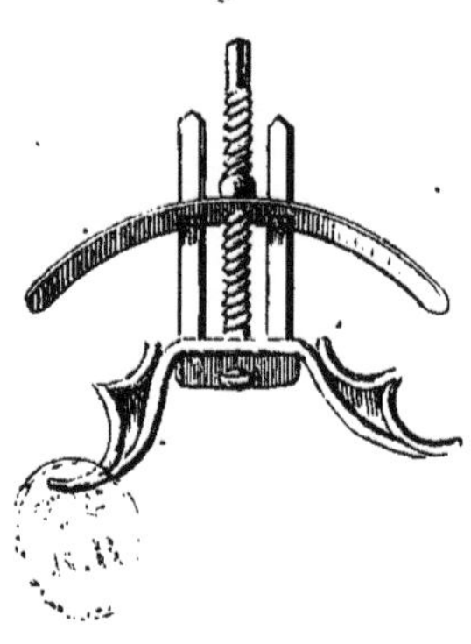

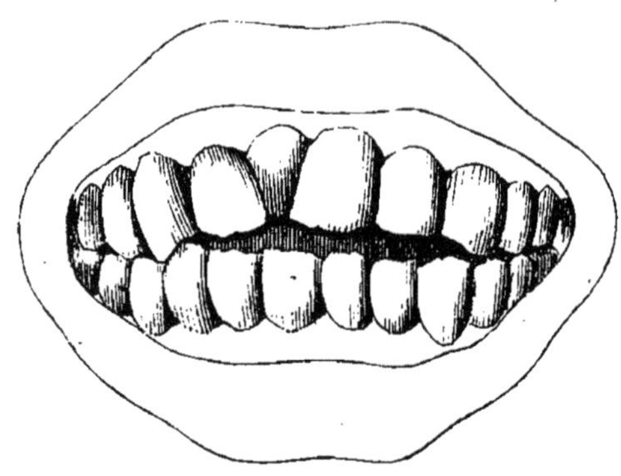

Fig. 7.

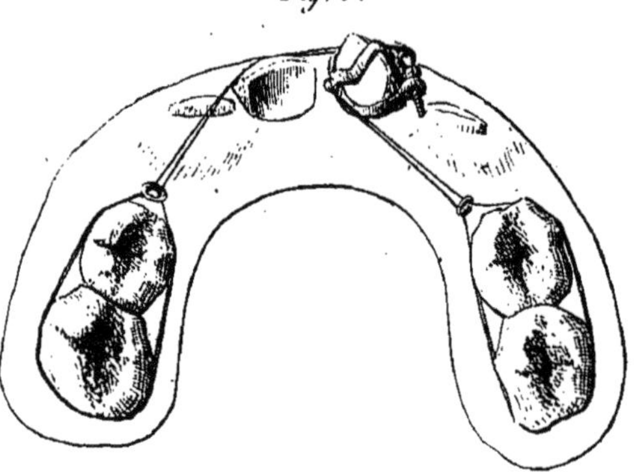

Fig. 8.

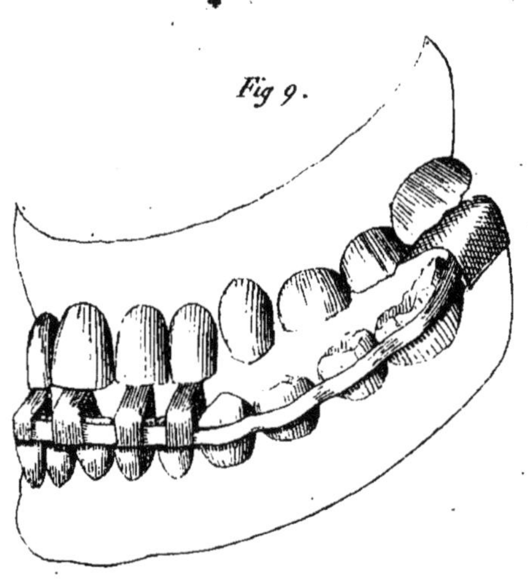

Fig 9.

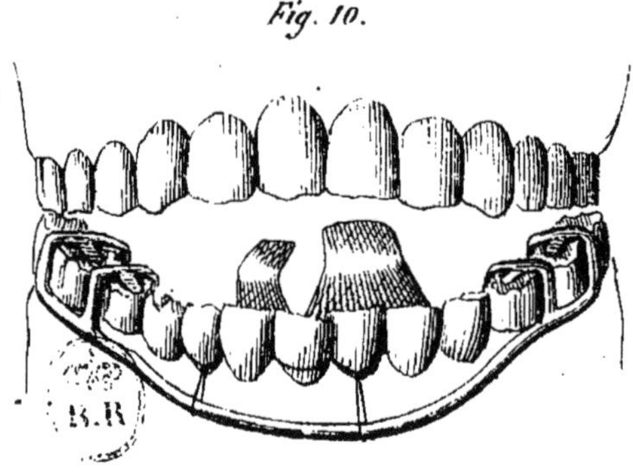

Fig. 10.

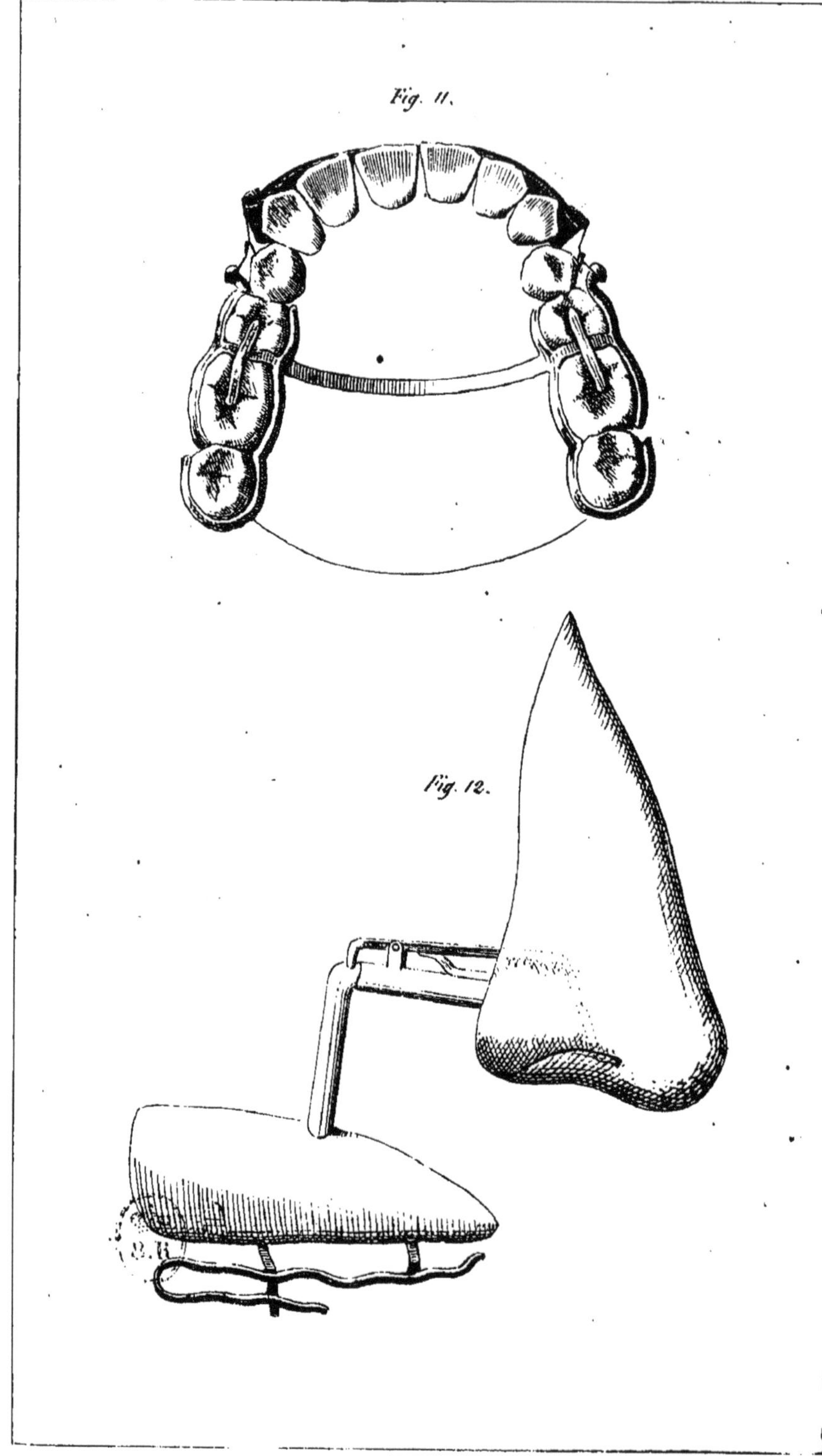

Fig. 11.

Fig. 12.

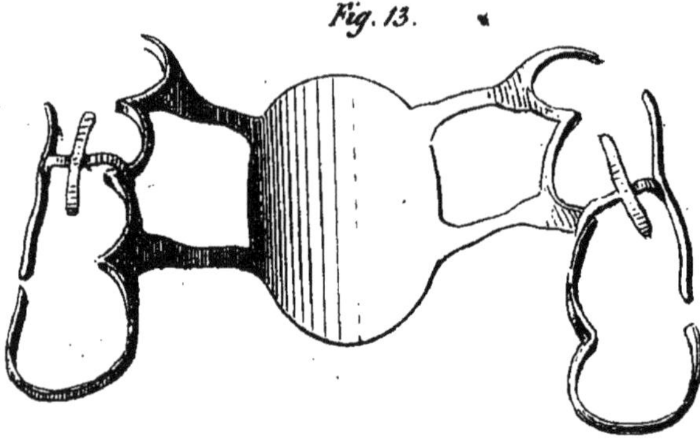

Fig. 13.

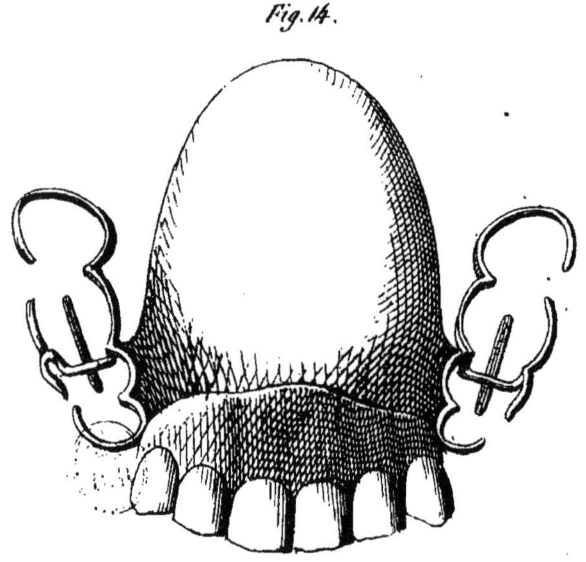

Fig. 14.

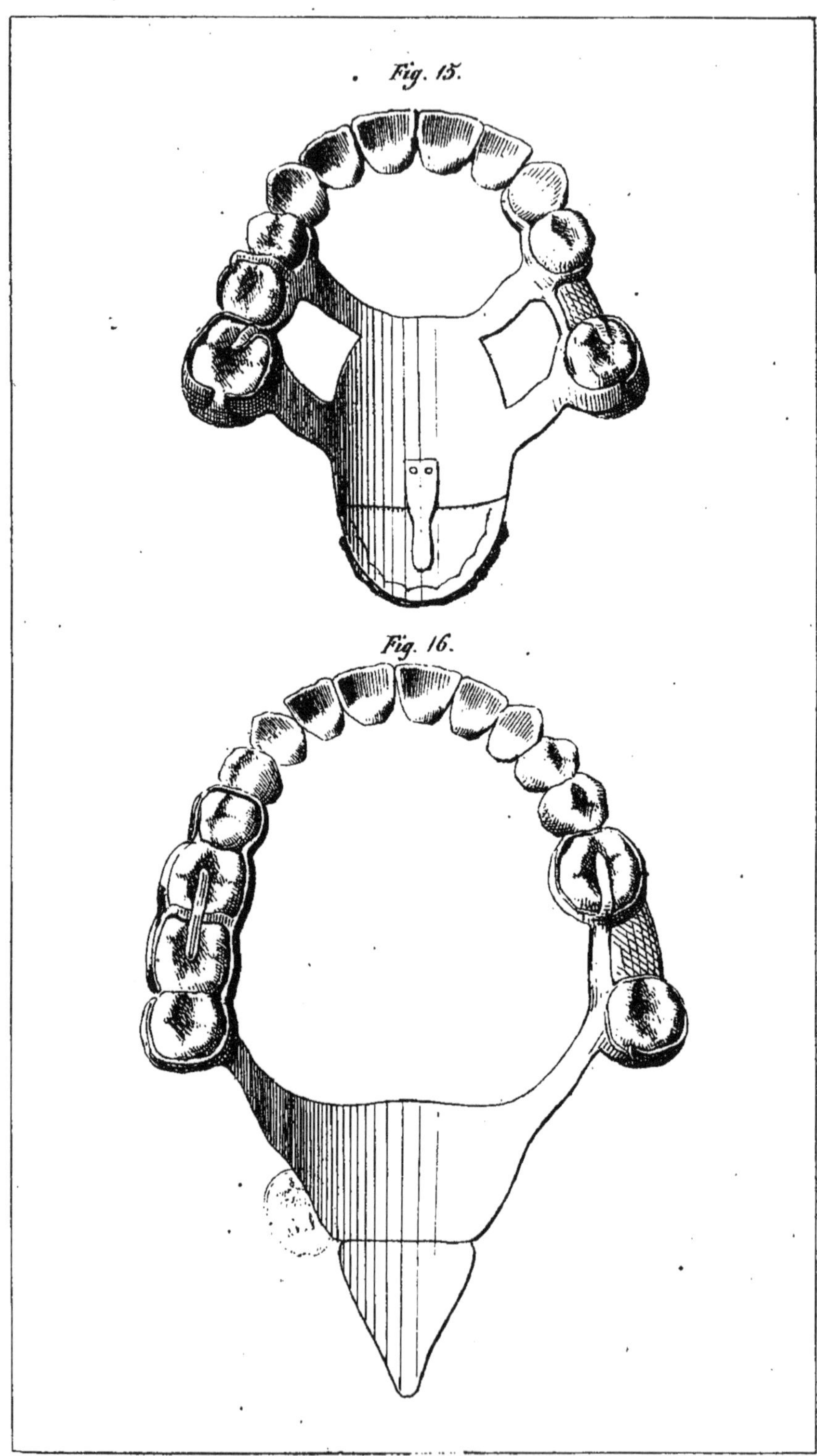

Fig. 15.
Fig. 16.